職能治療概論

Occupational Therapy:
What It Is & How It Works

William M. Marcil 著

李杭茜 譯

職能治療概論 / William M. Marcil 著；李杭茜
譯，— 初版 . — 臺北市 ： 新加坡商聖智
學習，2010.06
　面；　公分
參考書目：面
含索引
譯自：Occupational therapy : what it is
& how it works
　ISBN 978-986-6637-95-7（平裝）

　1. 職能治療

418.94　　　　　　　　　　99010765

職能治療概論

　　　1 2 3 4 5 6 7 8 9 2 0 3 2 1 0

出 版 商　新加坡商聖智學習亞洲私人有限公司台灣分公司
　　　　　10349臺北市鄭州路87號9樓之1
　　　　　http://www.cengage.tw
　　　　　電話：(02) 2558-0569　　傳眞：(02) 2558-0360

原　　著　William Matthew Marcil

譯　　者　李杭茜

執行編輯　陳文玲

總 編 輯　林敬堯

總 經 銷　心理出版社股份有限公司
　　　　　台北市和平東路一段180號7樓
　　　　　電話：(02) 2367-1490　傳眞：(02) 2367-1457
　　　　　郵撥：19293172　心理出版社股份有限公司
　　　　　http://www.psy.com.tw
　　　　　E-mail: psychoco@ms15.hinet.net
　　　　　駐美代表：Lisa Wu
　　　　　Tel: 973 546-5845　Fax: 973 546-7651

出版日期　西元 2010 年 6 月　初版一刷

定　　價　新臺幣 320 元

ISBN 978-986-6637-95-7

(10CRM0)

目錄 *CONTENTS*

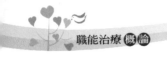

作者簡介

William Matthew Marcil, Ph.D., MS, OTR/L, FAOTA

　　從 1978 年起，Marcil 博士便是一位職能治療從業人員，在其生涯中曾任職於多種不同型態的醫療照護機構。出生於美國紐約奧爾巴尼小鎮的 Marcil 博士，可說是職能治療的忠實擁護者，他透過為數眾多的文章、書籍、書中的篇章和影片努力推展這項專業；此外，他也在美國及世界各地出席演講和專題討論，包括澳洲、加拿大、關島和紐西蘭。Marcil 博士現任職於維吉尼亞州維吉尼亞灘市的 Tidewater 社區大學職能治療生系的系主任，目前和妻子 Loryn 與三個女兒 Courtney、Natalie、Meredith，以及三隻狗、六隻貓和無數的動植物一起居住在維吉尼亞灘市。

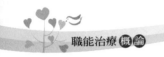
譯者簡介

李杭茜 Hang Chien L. Hammond, MA, OTR/L

現職：美國猶他州職能治療師

學歷：美國紐約大學職能治療碩士

中山醫學大學職能治療學士

譯作：《職能治療實務——臨床病歷撰寫》（合譯）

獻辭

❤️ 獻給賜予我生命的父母親
——*John* 和 *Marilyn Marcil*

❤️ 獻給形塑我生活的兄弟姊妹
——*John*、*Lynn*、*Holly* 及 *Dan*

❤️ 獻給改變我生命的摯友和良師
——*Kent Nelson Tigges, MS, OTR, FAOTA, FHIH*（悼念）

❤️ 獻給分享我生命的
——*Loryn*、*Courtney*、*Natalie* 及 *Meredith*

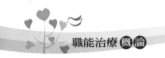
作者序

　　職能治療大概是所有醫療照護專業中最不為人知、最易被誤解且最被忽視的專業；雖然這項專業已經存在九十多年，但大多數的人都不了解職能治療是什麼，也不知道職能治療如何發揮功效。其實職能治療就像其他健康專業醫療一樣重要，但卻經常被像護理、物理治療和聽力治療等健康專業醫療奪走光彩。

　　本書的目標不只要讓讀者了解職能治療及其功效，也要說明職能治療對那些需要其獨特且重要服務的個體之必要性。

　　這本書是針對三個特殊族群而撰寫：那些想把職能治療當成職業的人、職能治療系一年級的學生，以及那些想要更深入了解職能治療的人。

　　本書的立意是要作為此專業領域之入門書和概論，因此並不逐一詳述其細節，若需要細部說明，還有許多其他教科書可以滿足讀者的需求。

我為何寫這本書

　　大多數的職能治療相關書籍都是針對某些職能治療師或職能治療系（或職能治療生系）的學生所寫，我發現以傳統方式來撰寫此專業領域，就好比搭一艘船到大海中央，然後跳入海中企圖學會游泳一般；或許有些人做得到，但大多數人做不到。

　　把本書看成是引導你把腳弄溼，然後緩慢地前進到更深的水裡的導覽。若你覺得有點緊張，你可以轉身回到岸邊，直到你準備好嘗試即使腳無法碰到底，也能安全且舒適地游泳。

　　我相信本書是此類主題的第一本書，我試著讓這本書閱讀起來很有趣，且字裡行間有時甚至充滿幽默。我還試著竭盡所能地避免使用艱澀的詞句，我的意思是說，我盡量使用一般人——就像你我的一般人——所能理解的字句，但有些時候還是很難避免，在這種情況下，我會試著盡最大的能力解釋。

　　本書的某些內容可能會讓你非常感興趣，甚至讓你沉迷其中，也有些部分可能會無聊到讓你想哭，但我希望你能閱讀本書的每個細節，以便對我所認為最令人驚嘆的專業領域有完整的認識。本書最後一章〈職能治療師的一天〉將以最真實且易懂的方式把所有的理論結合在一起。

　　最後，我希望你會喜愛這本書，也希望它能提供一個令你驚異、靈活、極專業且真正能改變需要其獨特服務之個體的獨特見解。

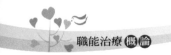

致謝

　　一本書的完成是一件艱難的任務，且通常需要作者以外的許多人的努力，雖然為這本書承擔責任的人是我，但我要向以下的人致謝，感謝他們在本書編輯過程中的投入和協助：

　　感謝 2007 年那一屆 Tidewater 社區大學職能治療生系的學生，因為他們的校對和率直的評論，才能讓本書更好：Jo Battle、Michelle Brackett、Ashlee Bucher、Ann Cronce、Cassandra Hawkins、Pamela L. Jones、Maria Lawrence、Monsurat Layeni、Louise Lerner、Holly Martin、Maureen McBride、Angela Miller、Natalie Phillips、Michele Spiering、Melissa Vaughan、Jennifer Warner、Lori Webber、Tedra White 及 Amy Yourchisin。

　　感謝 Anne Hunter 讓我能隨時保持清醒，且幫我找出令人討厭的小錯誤。

　　還有 Thomson Delmar Learning 出版社的重要人物：Kalen Conerly（Kalen, Kalen, Kalen）——你原本是想到我的辦公室推銷書，沒想到卻開發出一位新作家；感謝 Kristy Kauffman，因為你無意中為銷售會議牽線，卻促成這本書的寫作與出版；感謝 Juliet Steiner 讓本書的出版流程順暢無阻；感謝 Molly Belmont 在我需要時適當地督促我。

　　感謝 Vickie Schindler, Ph.D., OTR/L, FAOTA 長久以來的友情支持，以及對我的職業的影響。

　　感謝 Ann Burke, Ph.D., OTR/L, FAOTA 的專業指導、建議及校對技術。

　　對 Kent Nelson Tigges, MS, OTR, FAOTA, FHIH 的記憶和精神將

永存我心，他在世時，是我的良師也是我最親近的朋友。雖然他已不在人間，但他英明的智慧將持續指引我的生活和工作，我相信，他也在這本書誕生的過程中幫了很大的忙（我知道冥冥中你是存在的，你這個兔崽子！）。

就寫作的建議、幫助及身為 Buffalo Bills（美式足球隊）的粉絲而言，我非常感謝 John Morea 所給我的無數恩惠！

感謝 Mark Rubenstein，因為他讓我在這個看似瘋狂的世界裡保持清醒的神智。Mark，你是自己領域裡的真正英雄。

感謝我的女兒Courtney（七歲）和Natalie（五歲），每次都在我打完字後幫我按下空白鍵輪流幫我書寫這本書，你們兩人真的是在加快速度上幫了忙！

感謝 Lawrence Page 和 Sergey Brin 創造了 Google™，我認為魔鬼沾（Velcro®）和強力膠帶（duct tape）是二十世紀最偉大的發明，而Google 則可說是二十一世紀最偉大的發明之一。

感謝以下的人，在過去幾年中幫我培養和改造我少有的幽默感，我相信幽默感是上帝送給人類最好的禮物：我的兄弟 Danny 和 John Marcil、Jerry "Get" Bently、Joe Breslin、Ellen DeGeneres、Bill Engvall、Will Ferrel、Firesign Theater、Jeff Foxworthy、Carl Hurley 教授、Steve Martin、Monty Python 的 *Flying Circus*, *National Lampoon*、Dan Papandrea、M. Alton Plummer 牧師、Brian Regan、Mark Rubenstein 以及 Steven Wright。

感謝所有對我的職業發展和專業有助益的教授們，其中有些人我甚至素未謀面。

最後，感謝所有我曾經治療過且有榮幸認識的人：你們是教我人生中有好有壞最多的人，且你們之中的大多數人讓我的職業變成一份快樂的職業。

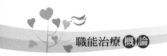

譯者序

　　原文作者寫這本書的動機，和我翻譯本書的動機有許多相似之處。早年在台灣工作時，許多人在聽到我的職稱時都會問我相同的問題：「職能治療是什麼？」我通常會回答他們：「是和做復健有關的」，但這回答往往讓聽者想成「物理治療師」，接著當然就會有各種疑問出現。即使現在在美國工作，還是有許多朋友／病人／病人家屬對於職能治療師能為他們做些什麼服務，有很大的疑問。（原文作者說的都是實話，很多時候，當我介紹完我的職稱之後，病人馬上回嘴抱怨說，我都這麼老了、退休了，你還要訓練我回去工作？）

　　作者透過幽默、輕鬆有趣的方式，介紹了職能治療的起源、歷史、專業的哲學、治療的疾病種類、治療的方式和治療的環境，以淺顯易懂的方式讓讀者了解職能治療。

　　作者也描述了成為美國職能治療從業人員所需要的學歷要求、所需選修的課程以及執照要求，好讓想成為職能治療從業人員的讀者有依循的方向。

　　最後，作者記錄了在不同領域工作的職能治療師，以及他們治療個案的過程，生動的筆法讓讀者清晰地勾勒出職能治療從業人員工作的一天。

　　回想當年剛進入職能治療系，面對著英文版的職能治療概論，一方面要學英文，一方面還要了解書的內容和學習職能治療的一切，實在是學得懵懵懂懂。希望本書中文版的出版，能讓剛進入職能治療學系的學生，不再有著語言的隔閡，可直接將所有的注意力放在認識職能治療這個專業上。當然，另一方面，也希望透過中文書的出版，讓

社會大眾更了解職能治療。

　　由於職能治療的哲理強調全人的治療，治療的媒介也著重在日常生活活動，因此，職能治療是一個和文化、社會與民族風情息息相關的一個專業。本書的作者為美國的職能治療師，書中的內容與職能治療的一些治療方案，或個案所期望的目標等，可能會和台灣的文化有所差異。基於這個理由，台灣職能治療教科書還是很需要由台灣的治療師來撰寫，才能夠達到本土化。本人才疏學淺，還未能直接以中文寫出職能治療教科書，但我希望藉由將專有名詞中文化，讓本書能為台灣職能治療的本土化做出一點貢獻。

　　最後，非常感謝心理出版社給我這個機會翻譯，也謝謝他們的工作人員，辛苦的幫我校稿編排。

　　謹以本書紀念恩師黃曼聰老師。

緒論：職能治療到底是什麼？

1976 年的夏天，我是個二十二歲、有抱負的搖滾明星，我知道我的好運有一天即將到來。

問題：何時？

經濟的衰退讓找工作在那個年代變得非常困難，但我知道在好運來臨前，我必須要找個可以支付房租的工作。

問題：什麼？

找不到工作的挫折感終於讓我重新考慮繼續升學，然而那時已接近夏末，申請到學校的機會非常渺茫，在被數間位於家鄉紐約奧爾巴尼的學校回絕後，我冒險轉向一間規模較小、由 Sisters of Mercy 所經營的私人學院 Maria College 碰碰運氣。

學校的指導老師和我會談，檢視我在高中和當地一所社區大學的成績單後，她注意到我似乎在藝術和科學方面表現良好。有了這樣的認知後，她立即宣布：「你在我們的職能治療生系應該會有很好的表現。」

「職能治療是什麼鬼東西？」我問道。

指導老師帶我到鄰近的一間大樓，接著我走進地下室一間在未來兩年將成為我的家的教室。就像我經常告訴別人的，我會進入這項專業領域完全是個意外，這也是我生命中最幸運的意外——事實上，這

並不是意外，而是命中注定，讓我在因緣巧合下找到生命中最有價值的東西。順帶一提，我的搖滾明星夢最後不了了之。

回到我最初的問題：職能治療是什麼？——這是我每星期都會被無數的人問到的問題，而且在工作二十六年後，還要不斷解釋我從事的是什麼職業，這讓我覺得非常挫折。這專業最偉大的哲學家之一Mary Reilly（1962）曾說過：「職能治療可能是二十世紀最好的點子之一。」（p. 2）無疑她是對的，然而我認為職能治療是二十世紀中最神祕的職業，甚至到二十一世紀也是如此。

問題：為什麼？

我思考這個問題多年，所得到的結論是：許多人之所以不了解職能治療（occupational therapy, OT），是因為這項專業很難只用幾個字來形容。許多治療師的解釋相當冗長乏味，而這些解釋通常讓探究者愈聽愈困惑，甚至比聽到前更困惑。

除了冗長得讓《戰爭與和平》（*War and Peace*）的長度相形失色外，職能治療的定義通常會因治療師的領域和參考架構的不同而有所差異。我經常半開玩笑地說：如果你在一間房間裡聚集十位職能治療師，請他們分別對職能治療下定義，你可能會得到十種不同的定義。

無法簡單地定義職能治療及其重要性，一直是這項專業領域的問題，但職能治療真的非常重要，所以我們必須讓人們知道這個領域為何那麼重要。

問題：如何？

我會在學生畢業前，請他們用少於十五個字來定義職能治療；對他們而言，這是一項相當困難的功課。讀者們，我寫這本書是為了讓你了解職能治療構成的內容，當你讀完這本書後，我希望你用少於十

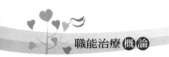

五個字來定義職能治療——你可以測試自己做得如何。

　　這本書只是職能治療專業的概論——我個人非常重視的專業領域。這本書有一部分是教科書，也有一部分是自傳。大體而言，這本書是我對這項專業領域的看法。

　　我運用普通的語言和簡單的措辭來寫這本書，讓這本書可以淺顯易讀，但有些專有名詞難免還是會顯得像臨床上、枯燥乏味的字眼；我試著盡量減少使用這樣的字詞，並盡可能試著用門外漢也看得懂的詞彙來解釋。

　　在我的同儕中，可能有人會因為我的幽默或有些玩世不恭，而對我的行事作風有意見，我想對這些人說的是，我對這項專業領域毫無不敬之意。我只是想以風趣、輕鬆的方式來呈現這本書的內容，以便維持並激起讀者對這本書的興趣。我非常喜愛這份工作，我的目的是要逐漸讓其他人對這項優異、崇高偉大的專業產生興趣。

　　我必須承認，我對今日的政治正確（political correctness）^{譯注1}感到困惑。在成長過程中，我學會以比較陽性的字詞書寫，而不喜歡以模糊的中性字詞書寫，所以我決定要以摻雜他／她、他的／她的等方式書寫此書，而不用累贅的術語。我希望讀者也能接受這樣的寫法。

　　我使用普遍常用的詞彙書寫這本書，也盡可能試著避免使用專業術語和行話；和大多數專業入門書不同的是，我還在適當的時候運用幽默感和個人趣聞來論證我的觀點。我相信有效的學習永遠和「F」開頭的字有關——有趣（FUN）；當你在學習某件事時，若覺得有趣，你會更容易記住它。

譯注1： 政治正確（political correctness），是為了對社會中不同的社群或團體表示尊重，而使用較中性的字詞，意指用字遣詞時小心翼翼，務求不歧視任何社會上「較不幸運」的人士。

　　我寫這本書的主要目的是希望人們可以普遍認識「職能治療」這項專業領域，第二個目的是吸引一些人成為這項專業領域的新成員。就像所有的職業一樣，並非每個人都會喜歡它，也不見得所有的人都能勝任，所以希望你在閱讀這本書時，也問問自己是否喜歡這個專門的行業。在開始你的旅程前，請詢問自己以下幾個問題：

● 我喜歡和他人一起工作嗎？
● 我喜歡幫助他人嗎？
● 面對問題時，我是否有創造性和發明性的解決方式？
● 我是否具有彈性？
● 我有沒有幽默感？
● 我是否對單調沉悶和例行性的工作感到無聊？
● 我是否兼具傳統和創新的想法？

　　針對上述問題，若你的答案有一個或所有答案都是肯定的，我建議你繼續閱讀本書，或許職能治療有可能成為你的新職業，再不然至少你會對這項專業領域有更多的了解。

參考文獻

Reilly, M. (1962). Occupational therapy can be one of the greatest ideas of 20th-century medicine. *American Journal of Occupational Therapy. 16*(1), 2–9.

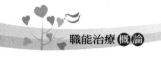

PART
1

職能治療：是什麼？

給一個人一條魚，你只能讓他今天溫飽；
教一個人釣魚，你足以讓他溫飽一生。

——佚名

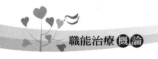

職能治療是什麼?

CHAPTER 1

本章目標

讀完這個章節後,讀者應該能:

- 熟悉職能治療的官方定義。
- 能對職能治療下功能性的定義。
- 了解職能治療對於理想健康的重要性。
- 了解成為優秀的職能治療師所需要扮演的多重角色。

引言

　　本章將介紹職能治療的定義以及成為優秀的職能治療師所需要具備的技巧。在定義方面,將以美國職能治療協會(American Occupational Therapy Association, AOTA)的官方定義為基準,再輔以其他資訊,做出讓讀者更容易了解的定義;而本章最後一個部分,將描述成為有抱負或執業中的治療師所需且相當重要的一些人格特質。

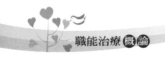

定義職能治療

4

　　能簡潔地定義自己所從事的行業是一項重要的必備技巧,例如:當兩個陌生人在派對上初次見面時,通常在詢問「貴姓大名」之後,接下來無可避免的問題是:「您從事哪方面的工作?」大多數的人都會對他們從回應中所接收到的頭銜感到滿意:「我是 _____(空白處請自行填寫)。」而且大部分的人都對許多行業或專業有基本的概念,例如:水管工、醫生、電工、護士、警察等。然而,當我被問到是從事何種職業時,我的回答總是得到禮貌性但有些迷惑的笑容,或是淡淡地點一下頭,接下來便是短暫的沉默,但緊接著他們免不了會問:「職能治療師是做什麼的?」

　　我以前的答案通常很冗長、沒有條理、複雜且無聊。為了補救,我花了很多年的時間編輯、拼接、修訂並精煉這項專業的定義,直到它成為新聞業所稱的「言簡意賅的精彩聲明」(sound bite),稍後我會在本章和你分享我個人的派對版的定義。首先,讓我們來看看職能治療的官方定義為何。

　　在 2004 年,美國職能治療協會開始修訂這項專業的官方定義:

　　　　職能治療是使用有目的的活動(獨特的特質)或介入來增進健康和達到功能性的成果(大多數醫療照護的一般目標)。所謂達到功能性的成果是指:以發展、改善或重建的方式讓任何因身體損傷或疾患(physical injury or illness)、官能障礙(dysfunctional condition)、認知功能受損(cognitive impairment)、心理社交障礙(psychosocial dysfunction)、精神疾患(mental illness)、發展或學習障礙(developmental or learning disability)

或不良環境（適用於特定人口）而受限的個體達到最高的獨立性
（目的／目標）。對職能治療服務領域的確認，可以透過技巧性
的觀察、實施標準化或非標準化測試的闡釋來評估和測量。

　　職能治療服務包括以下所列的幾點，但不以此為限：

1. 個案、家庭或其他人的評鑑、治療、教育或諮詢（過程）；
2. 針對發展、改善或重建日常生活技巧、工作準備或工作表
　 現、遊戲技巧或休閒功能，或增強教育表現技巧的介入
　 （客觀的）；
3. 提供發展、改善或重建感覺動作、口腔動作、知覺或神經
　 肌肉功能；或是感性、動機性、認知性或心理性社交的表
　 現要素（客觀的）。

　　這些服務對需要哪些介入做評鑑且決定需要使用哪些介入，
例如：設計、發展、適應、改造或輔助科技品的使用訓練；復健
科技的設計、創造或應用，例如：輔具的選擇；輔助科技、輔具
或義肢的使用訓練；把物理療法當成輔助或用來為有意義的活動
做準備；使用人體工學原理等，可以增加環境的適應和功能性表
現的過程或提升健康與預防（方法）。

　　在你繼續閱讀前，先讓我們喘口氣。難怪派對上都沒有人要跟我
說話，我相信若不能在十秒或更短的時間內把重點傳達給他人，那你
就會完全失去他們。我了解到若我想讓他人更了解有關職能治療的專
業，我就必須馬上抓住他們的注意力且讓他們想要知道更多。

　　《韋氏大辭典》（*Webster's New Collegiate Dictionary*, 1973）將
職能（occupation）[譯注2]定義為「一個人所從事的一種活動」以及「一

譯注2： occupation 亦可翻為職業。

個人生活中主要的日常工作」（p. 794），並將治療定義為「身體機能失調的一種矯正治療……被設計或用來改善社會適應（social adjustment）」（p.1210）。現在你已經分別知道這兩個詞的定義了，把這兩個簡單的定義結合起來，你就擁有一個已經存在超過八十年的專業基礎。職能治療就是使用有意義的活動或職能，讓病人可以在治療的過程中參與，用以治療生理、發展（在出生時或兒童期所發生）或心理性社交障礙，讓受限於這些障礙的個體可以在社會中有功能性的生活且對社會有所貢獻。我個人的派對版定義是，職能治療幫助人們從事對自己而言最重要的事（只用了十四個英文單字）；我們做的事其實一點都不複雜，複雜的是要如何完成我們的目標。

那麼職能治療最神祕的地方在哪裡？為何讓職能治療從業人員這麼難下定義？又為何讓社會大眾難以理解？其最重要的原因在於構成「職能」的次級定義；大多數的人聽到「occupation」這個字時，就會聯想到一份有薪水的職業。不知有多少病人告訴我：「我工作了大半輩子，現在退休了，為什麼你還想教我一個新的職業？」其實我們從出生的那一刻起——希望是一直到死的那天為止——時時刻刻都在參與某種職能。職能是真正讓我們人類和其他物種有所區隔的能力，並不是因為我們有對掌的拇指——因為黑猩猩也有；也不是因為我們從事生產也使用工具——因為黑猩猩也會。真正區隔我們和其他物種的是因為人類能從事深思熟慮、有意義的活動和職能；這些職能可以是為了生存，例如蒐集食物（採買食物）；或可以是為了好玩，例如打網球；甚至可以用來打發時間或娛樂，例如用撲克牌搭紙房子。

另一個區隔人類和其他物種的重要因素是，管理時間的能力和有效利用時間的優勢。John Shelby Spong（2005）將人類描述為：「住在叫作時間的媒介裡，在那裡有可以被記住的過去，有可以被預測的未來。」（p.285）Adolf Meyer（1922）則很清楚地知道時間對人們

的重要性，他觀察到人們用工作或職能來管理時間。

職能的重要性

不論我們參與何種職能，其主要目的是在幫助我們成長，或至少防止我們停滯（stagnate）、代謝失調（decompensate）及死亡。若沒有職能，就沒有成長；沒有成長，就只剩下停滯和死亡。

所謂的死亡並不是真的指人呼出最後一口氣時，它也可以存在於人活著的時候，無聊就是「活死人」（living death）的一種形式。一個「有太多空閒時間」的人就有可能會闖禍或從事犯罪行為，也就是俗語所說：「吃飽沒事幹就會闖禍」，而我把這些行為稱為惡化的職能（dys-occupation）或故障的職能（mal-occupation）。經常覺得無聊的人通常會演變成憂鬱（depression）、藥物濫用（substance abuse），而且所有的問題都和這些疾患有關。心理醫師 Thomas Szasz 曾說過：「無聊是覺得所有的事都在浪費時間，無法獲得平靜。」（http://www.quoteworld.org）法國軍事司令官 Le Duc de Levis（1720-1787）也說：「無聊是一種病，其治癒方法就是工作（職能）。」（http://www.quoteworld.org）

和無聊相對的另一端則是覺得有太多的事需要處理，卻沒有足夠的時間可以完成要做的事，這種感知活動的挑戰過於激烈就會導致焦慮，會讓許多人覺得無法承受，甚至覺得無法完成或參與任務，最後的結果就是一事無成。

當一項活動十分有趣到足以引起一個人的注意力（消除無聊感），而且非常容易，也不會引起焦慮和挫折感時，就會達到所謂「心流」（flow）譯注3的狀態，當一個人處在心流狀態時，便會沉溺其中，且經常忘記時間的存在。許多人在心流狀態時，甚至會忘記疼

7

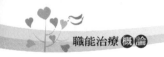
痛，那是因為他們將全部的心力放在正在做的事情上，因而忽略先前困擾他們的疼痛。

　　想像自己原本是一個健康、充滿活力的人，卻突然遭遇嚴重的意外，導致諸如進食、梳頭或穿衣等最簡單的行為都無法自理，只能躺在床上，一天一天地過去，看著單調乏味的電視劇，偶爾請人幫忙轉換頻道。你會有什麼感覺？你會覺得充滿精力、高興或感到滿足嗎？還是你會覺得憤怒、沮喪，而且開始考慮自殺？

　　這樣的遭遇會讓人變得非常淒慘，會無法幫助自己或維持家庭，也無法對社會有所貢獻；相反地，還會消耗其他人的資源。我們所有的人都覺得要對社會有所貢獻，不論這個貢獻有多渺小；有些人可能是對地方政府或對全國有所貢獻；也有些人是透過音樂和藝術貢獻所能；有些人則盡其所能地讓這個世界變得更美好；也有些人只想平凡地過日子，繳該繳的稅，然後以他們所知道的最好方式來照顧家人。對大多數的人而言，每天不能獨立生活且不能對社會有所貢獻，是一件難以想像的事——但事實上，每天都有數以萬計的人處在這樣的狀態中。

　　我們所有的人跟殘障都只有一個意外之隔，那都可能發生在你我身上，事實上，這樣的情節天天都在世界每個角落上演：車禍、戰爭和精神崩潰。所有這些悲慘的情節都有一個共通處：個體選擇參與活動的職能遭受損害。

職能治療師的多重角色

　　幫助這樣的個體在其喜好的職能裡發揮最大的潛能，是職能治療

譯注3：心流是指一種將個人的精神力完全投注在某種活動上的感覺。

師的工作和職責。為了達成這個崇高的目標，如何協助個案釐清自己最想要達成的目標，且提供個案技巧和鼓勵個案熟悉環境及發揮最大的潛能，也很重要。為了達成這樣的目的，職能治療師必須扮演多重的角色：老師、教練、發明家、朋友、老闆、啦啦隊隊長、激勵者、批判者和醫療照護專家（參見圖 1-1）。

8

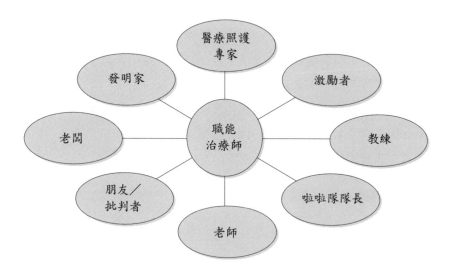

◀ 圖 1-1　職能治療師的多重角色

◎ 老師

教導是職能治療中不可或缺的一部分。我們經常要教導一個人學習全新的事物，有時甚至要教他從事以前曾經會做但很久都沒有能力做的事；而有時教導人們如何使用新的或不同的方式做事，則是必要的。

例如，John 曾經可以獨自處理生活上各方面的事，然而有一天他中風了，導致他無法使用慣用的右手，這讓 John 變得非常挫折且沮

喪,因為他再也無法完成最簡單的事物,例如:穿衣、扣鈕釦或打開瓶罐。但經由職能治療的教導過程,他可以重新學習如何以不同的方法來完成這些事,且可以持續過著獨立自主的生活。

教練

教練是指透過指令、示範和練習來訓練人的人(*Webster's New Collegiate Dictionary*, 1973)。雖然我們大多數的人都將教練視為一項運動職業,但對職能治療而言,我們真的可以在生活的各個層面找到教練,這的確是千真萬確的事。教練是教導的延伸,職能治療師必須先教一個動作,然後示範,最後要求病人練習,以便讓病人將這項動作融入日常生活的習慣中。這和醫學系學生學會如何開刀是一樣的道理,也就是「看到、做到、教到」的方式。

發明家

為了協助個體有效地和環境互動以執行活動或任務,個體必須時常改變以適應環境,這時就是發明家或「馬蓋先」出場的時候了。有位職能治療師曾說:「需要為發明之母」(好吧,其實是柏拉圖說的),但把這句話套在其他地方絕對沒有比套用在職能治療來得貼切。

對我而言,這是最令我興奮、也是這項專業最具挑戰性的一面。每個人都是獨特的個體,因此伴隨每個人而來的問題也是特殊的,發明或製造一件設備以便讓個人能參與渴望的活動,對職能治療師和病人而言,都是非常美好的感覺。這些設備可以是相當簡單且「不需使用高科技」的,例如:製作一支可以讓手部肌肉無力且有關節炎的人餵自己吃飯的湯匙;使用市售的長柄取物夾讓無法彎腰的人能取得放置在地板上的物品;或使用高科技產品——像使用紅外線遙控器讓腦性麻痺的兒童能獨自操控最喜愛的玩具或電腦。

朋友

朋友幫助朋友，「這就是朋友該做的事」──在 2001 年的《史瑞克》中，驢子（Donkey）就是這樣對史瑞克（Shrek）說的。職能治療師若能和病人成為朋友，對治療關係而言是有益的，你必須聆聽病人說話、傾聽他們掛念的事、分享他們的喜悅和悲傷、和他們一同歡笑、有時也和他們一同哭泣；這些都是朋友會做的事，這也有助於治療的進展且能激勵病人。

然而很重要的是，必須清楚地劃分出在這段關係中，專業和個人情感介入之間的那道無形界線。健康照護專業人員經常會因為越過界線或一開始根本沒有看到那條界線，因此和病人或家屬有不適當的情感糾纏。在現行的治療過程中，必須一直維持著專業的治療關係，若非如此，很可能會造成不切實際的期望，進而導致失敗的治療關係，最後演變成職業上的疲乏。

這並不代表職能治療師不能和病人建立友誼，而是說這種非專業的關係必須在治療關係正式結束後才開始。

激勵者

朋友經常會面對的問題就是，對方不願意做對他自己有益的事。即使會令人不舒服，但有時候你還是必須當一個發號施令的人，且必須強迫病人參與活動──我的意思是要鼓勵、激勵病人，當然要以友善、和藹與專業的態度來執行，如果太過強勢，可能就得不到病人的合作，這其中的界線非常微妙。

和老闆相似的是啦啦隊隊長，有時候以正向態度鼓勵一個人是必要的，且經常可以有效地讓個人參與活動，例如使用像「我知道你一定可以辦得到！」的鼓勵，讓病人得到所需的一點衝勁。

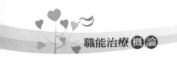

你必須扮演激勵者（motivator）的角色，鼓勵病人盡他們最大的能力，不論這樣的角色所代表的是老闆或啦啦隊隊長。這些技巧都是屬於外在動力（external motivators），來自於個體之外；外在動力可以是正向的，以獎勵和報酬的方式進行，也可以是負面的，以威脅或處罰的方式進行。但最好的動力來自於內在動力（internal motivators），是源於個體內在並促使個體因想要做某事而做，或因為做這些事讓他們的內在感到愉快。在心理學上，內在動力是一股衝勁，會製造腦內啡（endorphins）譯注4 ——也就是身體的自然止痛劑。

以我個人在臨終照護的專業經驗來說，我曾見過內在動力可以讓末期病患產生求生意志，因而存活超過了他們的預後，且能繼續原本的生活。我的良師益友——已故的 Kent Nelson Tigges, MS, OTR（1983）曾說，職能治療提供末期病患「沒有未來的希望：沒有時間的未來」（個人的對話，1983）。這只有透過協助個案找到個人內在動力才有可能達成，就如同諺語所說：「你可以把馬牽到河邊，但不能強迫牠喝水。」正所謂「師父領進門，修行在個人」，這道理用在人身上也是一樣的；人必須自己想要做某件事——若他們期望可以從中得到樂趣。另一個偉大的職能治療師曾說：「熱忱是成功之母，沒有熱忱難成大事。」（好吧！其實是 Ralph Waldo Emerson 說的。）

批判者

有時候當個批判者（critic）是必要的。當我這麼說時，並不代表你應該指出病人的短處和缺點。批判者是一位能對病人的表現進行分析、評估和表達合理意見的人。本質上來說，批判是為了提供回饋，而此回饋必須以正向的態度提出，因為人們是透過建設性（construc-

---

譯注4：腦內啡是一種類嗎啡荷爾蒙，可以使人產生欣快、放鬆、止痛的效果。

tive）的批判進而學習的。沒有人喜歡負面的批判，而且大多數的人會忽視、反抗負面的批判，甚至是認輸、放棄。我們無法承擔病人在治療過程中反抗或放棄的責任，所以我們必須協助他們成功地達到治療目標。

完美的專業人員

最後，最重要的是職能治療師是醫療專業人員，職能治療師和職能治療生都是醫療照護團隊的一員——所有醫療照護團隊的人都在病人的復原中扮演著重要的角色。想成為職能治療師或職能治療生所需具備的科學教育包括：解剖學（anatomy），學習人體的構造；生理學（physiology），學習人體的功能；人體運動學（kinesiology），學習動作；神經解剖學（neuroanatomy），學習神經系統的構造；神經科學（neuroscience），學習神經系統的功能；社會學（sociology），學習在社會中的團體行為；心理學（psychology），學習心理和行為的功能。

許多職能治療師喜歡標榜職能治療是一項「全方位的」（holistic）專業，認為其他專業是「簡約式的」（reductionistic），藉以暗指職能治療比其他專業要好。所謂的全面性是指職能治療不像其他健康專業只考慮到身體或心靈其中之一，而是兩者兼顧；全面並不表示職能治療必須照顧到病人復原的所有層面，因為這在職能治療的業務範圍內是不可能達成的。職能治療要處理的是病人的職能需求和阻礙職能表現的事物，這些問題多到足以令職能治療師筋疲力盡。

執業中的彈性

職能治療師或職能治療生必須隨時具有變通的彈性。就如我們所知，生活中沒有任何事是完美的，而且經常不會照著計畫走，例如：

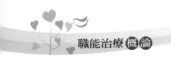

12 我們可能花好幾個星期計畫一個特別的野餐,但到了計畫的那一天,卻下雪了。不知變通的人就會大罵、詛咒、生氣;而能變通的人儘管面對惡劣的氣候,卻還是在車庫裡野餐,好好地享受時光。類似的事情也可能在治療中發生,雖然所進行的活動是經過極細心的安排,但還是可能發生不順遂的事。

例如,我們假設職能治療師開發出一套出色的新配備,用來協助個案增進其上肢肌力,但當職能治療師在預約的治療時段走進病人的房間帶他時,卻發現個案剛剛失禁了。不知變通的職能治療師可能會說:「好吧,我猜我們大概要等到明天才能進行治療,因為等你清理乾淨,要做今天的治療就太晚了。」另一方面,知道變通的職能治療師可能會說:「好吧,增強肌力的活動可以等到明天再做,我們何不趁這個機會來練習穿衣和洗澡的技巧?」這個變通的情境對每個人而言,都是雙贏的局面。

另一則是聖雄甘地(Mahatma Gandhi)的故事。這位印度政治家以和平的手段向英國爭取印度的獨立,甘地也一直是其他人尋找睿智建議的來源。有一天,一位婦女在大太陽底下等了超過十個小時,只為了讓甘地告訴她的女兒不要再吃甜食,結果甘地看了小女孩一眼,然後看著小女孩的母親說:「我不能在今天告訴她,一個月後你再來。」那位母親明顯有些生氣,但同意返回在另一個村落的家。一個月後,這位母親回來了,又等了十個小時才見到甘地,這一次,當她再度向甘地提出相同的要求時,甘地看著小女孩的眼睛說道:「不要吃甜食了,小女孩。」小女孩的母親有些惱怒地看著甘地,問道:「你為何不在上個月就告訴她?」甘地看著極度挫折的婦女,平靜的回道:「女士,因為上個月我自己也在吃甜食。」

幽默感的幫助很大

想成為專業的職能治療師，保有幽默感是很重要的。職能治療師就和其他醫療照護專業一樣，保有幽默感不只有利，而且是不可或缺的。發展健全的幽默感可以協助職能治療師讓個案感到舒適，對成功的治療關係很有貢獻。艾森豪總統（Dwight D. Eisenhower, 1890-1969）曾說過：「幽默感是領導才能、和人相處融洽及執行力（getting things done）等藝術的一部分。」幽默感在職能治療中並不是僅指說笑話或求助於鬧劇的行為，還包括自嘲和在情境中看見幽默，即使情況看起來很悲慘。

我個人認為，最好的幽默方式就是自我調侃〔self-deprecating；我曾開玩笑地說是「自我排便」（self-defecating）式的幽默，但很多人都誤把我蓄意誤用的文字看成是愚笨的標誌〕。自我調侃是取笑自己而非取笑他人的一種幽默方式，但也是一種疏遠他人的做法，藉由嘲弄自己，向他人證明自己是有自信的個體。有名的作家和新聞工作者Max Eastman（1883-1969）曾說：「有能力當被開玩笑的對象，而非開他人玩笑，才能證明自己有幽默感。」

或許幽默感最重要的部分是它能幫助你集中注意力、振奮精神，且能預防因無法紓解的壓力和感到無能、絕望、挫折、人與人之間的疏離和普遍不滿足所造成的心理倦怠。倦怠是真實且非常普遍的，若不處理，可能會演變成臨床憂鬱症（clinical depression）。

最容易受到倦怠影響的是那些服務其他人的人，包括醫療照護專業人員。幽默感可以促進一個人的心理健康（mental well-being），而且能幫你擊退壓力和倦怠的負面影響。就像日復一日地開車，卻始終未曾換過機油或潤滑底盤，車子最終會逐漸耗損且不堪使用。把幽

13

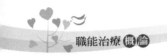

默感當成潤滑劑，可以讓你每天都在最佳的狀況下運作。請經常檢視自我的身心狀況！

本章摘要

職能治療是重要且不可或缺，卻經常被誤解的醫療照護專業。職能治療師運用對病人相當重要且可以達到治療性目標的活動，雖然職能治療所進行的活動相當明確，但達成目標的方式卻有很多種，有時也很難看出兩者如何契合治療的大局。

職能治療師必須戴上很多專業的帽子，以便促進治療性的進步且激起病人內在的動機，這些帽子包括：老師、教練、發明家、朋友、老闆、啦啦隊隊長、激勵者、批判者和完美的專業人員。幽默感對於增進治療性關係和預防治療師的倦怠感是相當重要的。

14

參考文獻

Merriam-Webster's new collegiate dictionary (3rd ed.). (1973). Springfield, MA: Merriam-Webster.

Meyer, A. (1922). The philosophy of occupational therapy. *Archives of Occupational Therapy, 1*(1), 5.

Mosby's medical, nursing, and allied health dictionary (5th ed.). (1998). St. Louis, MO: Mosby.

Quote World Web site. (n.d.). Retrieved 12/02/05 from http://www.quoteworld.org

Spong, J. S. (2005). *The sins of scripture*. New York, NY: HarperCollins.

Tigges, K. N. (1983). Occupational therapy in hospice. In C. A. Corr & D. M. Corr (Eds.), *Hospice care: principles and practice*. New York, NY: Springer Publishing Company.

職能治療簡史

2 CHAPTER

本章目標

讀完這個章節後，讀者應該能：

◎ 對早期的醫學和**精神病學**（psychiatry）有基本的認識。

◎ 對道德治療運動（moral treatment movement）有基本的認識。

◎ 了解職能治療的專業根基。

◎ 對這項從 1918 年迄今的專業之誕生與成長有基本了解。

引言

　　與職能治療相關的書籍若缺少了專業歷史的章節，就稱不上是完整，本書也不例外。職能治療這項專業的起源並非非常古老，所以本章的內容不會太長，事實上，我試著濃縮早期的歷史，進而把重點放在近期的專業歷史上。

　　本章將會真實呈現現代醫學和精神病學的簡短史，也將描述為職能治療奠定根基的十九世紀道德治療運動。

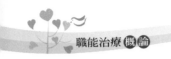

現代醫學的簡潔前奏

職能一直是人類文明中不可或缺的一部分，有關職能最早的紀錄可以在聖經（創世紀 2：15）中找到：「神將那人安置在伊甸園，使他修理、看守。」哲學家柏拉圖（427 BCE-347 BCE）說：「自己努力……沒有努力是不可能富足的，試想在肥沃的土地上，你不可能不耕種卻豐收。」我們的祖先所參與的不但有像打獵、採集、耕種和創作等方面的職能，也有像玩樂的職能。廣泛來說，可以證明有史以來職能治療一直存在。

疾病也一直是人類文明中不可或缺的一部分，對付疾病的方式也隨著時間不斷改變。在聖經中，麻瘋病（leprosy）病人〔也就是現在所知的韓森氏症（Hansen's disease）譯注5〕被社會大眾放逐或排斥，被迫只能透過乞討維生，或被集中在遠離大眾的麻瘋病隔離區。盲人和殘障者也只能被迫依靠他人的慷慨過活，沒有任何系統是設計來幫助這些沒有能力自助或沒有能力對社會做出貢獻的人。

那些不幸罹患精神疾病的人得面對更大的難題。罹患精神疾病通常會被認為是邪靈附身（demonic possession）或和巫術（witchcraft）有關，因此對這類患者所提供的治療都是不適當的。檢視史前的人類遺骸顯示，許多人很不幸地接受了外科手術——換個角度說，也就是接受了宗教儀式的**環鋸術**（trephining）。所謂環鋸術是以尖石在頭頂上鑿一個洞，用以釋放惡魔或惡靈，通常這項手術的進行是在沒有使用麻醉藥的情況下完成，即使這些可憐的人們可以從這項手術中存

譯注5：韓森氏症，也就是麻瘋病，是古老的慢性傳染病，目前也是法定傳染病，又
　　　　稱為癩病或漢生氏症。

活，他們還是得在頭上有洞的情況下生活，直到死於無法避免的感染為止。這也是「我需要這樣東西就像我需要頭頂上有個洞一樣」這句俗諺的由來（意指不需要）。

因為憂鬱症和其他心理疾患而受苦的古希臘人通常會被帶到懸崖邊，然後被推入懸崖下的海中，目的是要把疾病趕出他們的肉體並且醫治他們，只是唯一不幸的後遺症就是重傷而死或溺死。

然而，那些幸運生還的人卻無法獲得援助，也沒有辦法靠自己維生，許多這樣的患者最後只能被收容在精神病院或監獄。為了對希臘人公平起見，我認為應該要註明「醫學之父」Hippocrates 確實曾試著以生理和心理的客觀角度來處理疾病，且在某種程度上設法去除一些污名和超自然現象的關聯。

然而在中古世紀，這些超自然現象和疾病的關聯又再度出現，尤其是在精神疾病方面，人們相信被邪靈附身和巫術是引起精神疾病的原因。治療的方法與以往的環鋸術和把人推下懸崖有所不同，在這個時期，人們以嚴刑拷打、淹溺法和被釘在火刑柱上燒死等方式驅魔，當然這些都是為受害者好，沒有人真的想成為惡魔的化身，因此大部分的個案都會被假設是欣然參與癒合和淨化的儀式。

道德治療運動的興衰

大多數的職能治療學者都會同意職能治療的專業種子是在十八世紀啟蒙時代播種的，因此這時代也被稱為理性的時代。兩位特別的人——Philippe Pinel 和 William Tuke——為職能治療建立了舞台。

Philippe Pinel（1745-1826）是一位以精神疾病的道德治療而聞名的法國醫師，在他的堅持下，數以千計的精神病患者從鐐銬中被釋放，他淘汰了像**放血**（bloodletting）、**通便**（purging）和**水泡法**

17

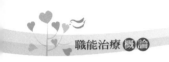

（blistering）等療法，改以較人道像運動、有目的的工作或 ergo-therapy（希臘語「勞動」之意）等方式代替，是職能治療的先驅（參見圖 2-1）。最後 Pinel 醫師因為談論放血和通便，而被路易十四處以斷頭的死刑！

　　William Tuke（1732-1822）是貴格會（Quaker）[譯注6]的商人和慈善家，他對那些在英國約克郡精神收容所（York Asylum in England）中，被以不人道方式對待的收容者感到憤慨不平，他的努力改革開創

18

從古老的埃及王朝就開始施行「治療性」放血，且一直延續到十九世紀。人們相信透過排掉血液，可以緩和許多生理和心理的疾患。

許多世紀以來，人們相信疾病的產生是因為人體中四種體液之一或多者的不平衡，這四種體液包括：黃膽、黑膽、血和痰，當這四種體液平衡時，人體是健康的且「幽默」的，而放血則是為了要重新恢復這種平衡。

理髮師除了剪頭髮外，還時常為人們放血，他們會在店外掛上沾滿血跡的白紗布好為這方面的生意做廣告，這也是現代理髮店紅白條紋（有時是藍色）招牌的由來。

1799 年，喬治華盛頓（George Washington）的喉嚨發炎，若是在現今，醫生會以抗生素治療。然而，他的醫生卻以放血來醫治他的疾病，不幸地，他們在連續幾天內放了過多的血而殺死了美國第一任總統。

信不信由你，時至今日，仍有某些情況會施行放血。但因為有先前許多令人質疑的習俗，因此放血被改名了，現在放血被稱為放血法（phlebotomy），且被應用於某些患有特定血液疾病的病人身上，例如：血色素沉著症（hemochromatosis），此疾病是因血液中有過多的鐵存在，為了減緩此種症狀，會施行放血直到病人呈現輕微的貧血狀態。此外，放血最常被使用於輸血上。

❮ 圖 2-1　一些關於放血的趣事

譯注 6：貴格會，是基督教新教的支派。

了 1796 年精神病患人道照顧的約克修養所（York Retreat for the Humane Care of the Insane）。和同期的法國人 Pinel 很像，Tuke 也移除了鐐銬，並在精神疾病的治療中使用有療效的職能療法，這個方法和 Tuke 許多同事所提倡的「非致命的酷刑」形成鮮明的對比。所謂「非致命的酷刑」包括：被赤裸地禁錮在冰冷潮溼的囚房中、挨餓、拷打、供付費的民眾參觀，而其中執行這些酷刑最有名的機構是位於倫敦俗稱瘋人院（Bedlam）的伯利恆醫院（Bethlehem Hospital）（Rosen, Fox, & Gregory, 1972）。

十九世紀，**道德治療**（moral treatment）運動在 Benjamin Rush 和 Dorothea Dix 的號召下，持續聚集了許多追隨者。

Benjamin Rush 是著名的「美國精神醫學之父」，他提倡改善美國精神病患命運的運動，是一位真正的文藝復興青年，也是婦女權利、廢除黑奴制度和改善醫院環境的擁護者，此外，他還是簽署獨立宣言（Declaration of Independence）的成員——他實在是有夠忙的！

雖然他因為支持放血而遭受譴責，但他在促進對精神疾病的認識上有很大的幫助，且改善了這些病人的居住環境，他在 1813 年過世前出版了 *Medical Inquiries and Observations upon the Diseases of the Mind* 一書，這也是美國第一本精神病學教科書。

儘管 Rush 很努力，但精神病患者所處環境的改變速度仍舊遲緩。1841 年，另一位社會改革者 Dorothea Lynde Dix 對麻薩諸賽州有關精神疾病的治療感到驚駭，她發現當地監獄裡的許多囚犯並沒有犯罪，但實際上卻患有精神疾病。而且她很快就發現，不論精神病患者是居住在家裡、獄中或救濟院，都遭受到惡劣的對待。

Dix 身為酗酒、有虐待傾向的父親的女兒，她不只在麻薩諸賽州的家鄉，也在其他州不眠不休地為改善精神病患者的命運而努力。因為她的努力，美國的精神病院增加了十倍，而 Dix 自己則創辦了三十

19

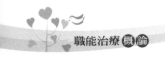

二所這樣的新機構。

遺憾的是，儘管 Dix 的努力有許多傲人的成就，但道德治療運動在美國內戰（Civil War）後的幾年內開始衰退。衰退的原因很多，諸如：最新重組的國家在社會和經濟上的重擔、貧窮移民人數的增加、種族歧視和法律的缺乏等問題。當 Dix 貧困地在 1887 年過世後，就沒有人接續她的工作，因此，精神病患者的治療開始穩定地衰退到道德治療運動前的水準（參見圖 2-2）。

二十世紀早期與職能治療的誕生

隨著二十世紀的改變，某些人開始把職能的概念當成治療性療法般運用，這些人的生命終於有了交集，這也導致了職能治療專業的誕生。

瑞士美籍的醫師 Adolf Meyer 開始重新檢視精神科醫師是如何對待病人，他不同意將病人分成器質性（organs）和系統性（systems）的主流簡化法（reductionistic），而喜好以整體的觀點審視病人，例如：從傳記、教育、家庭和藝術的觀點來了解病人；這個觀點也創造了心理生物學（psychobiology）。Meyer 一開始就運用職能來治療精神病患者，他強調人的生活是建立在自我照顧、工作、遊玩／休閒、休息和睡覺之間的平衡，其想法和寫作最後成為職能治療基本理論的基礎。因為他的工作成就，所以他被稱為「美國精神醫學始祖」（你大概還記得「美國精神醫學之父」的頭銜已經被 Benjamin Rush 拿走了）。

在二十世紀早期，一位名叫 Susan E. Tracy 的護士開始在病人身上施行活動和職能；她早就注意到，參與活動的病人比躺在床上喃喃自語的病人要好相處。Tracy 鼓勵活動的實行且強調成品精美的重要

21

圖 2-2　職能治療的歷史時間表

黃金時代	黑暗時代	啟蒙時代		道德治療的興起	道德治療的衰退
古希臘時代	中古世紀	John Locke 1632-1704 英國	Philippe Pinel 1745-1826 法國	William Tuke 1732-1822 英國 Benjamin Rush 1746-1813 美國	Dorothea Dix 1802-1887 美國

第一次世界大戰　1915

1917　創立提倡職能治療全國協會 (NSPOT)

第二次世界大戰　醫療模式的時代

1947 年，*Willard & Spackman's Occupational Therapy* 第一版發行

1963　精神疾病的去機構化

1966　LBJ 大社會計畫的美國政府醫療保險／醫療補助險

Susan Tracy 出版 *Studies in Invalid Occupations*

George Barton、William Rush Dunton、Adolf Meyer、Eleanor Clarke Slagle 建構職能治療的概念

1970 年代
A. Jean Ayres 發展感覺統合理論 (Sensory Integration theory)

Gary Kielhofner 發表人類職能模式 (Model of Human Occupation)

1980 年代
構思職能治療生 (OTA) 的教育

預期性給付制度 (Prospective Payment System, PPS) 實施於醫院中的急症照護

1990 年代
Florence Clark 在南加州大學創設職能科學系

預期性給付制度 實施於長期照護

2000 年代
Mary Reilly 發展職能行為模式 (Occupational Behavior model)

預期性給付制度 實施於居家照護

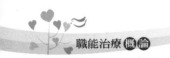
性，Tracy 和她的學生成了著名的「職能護士」，雖然她不是職能治療師，但她卻為這項專業的發展奠定了基礎。1913 年，Tracy 書寫了第一本職能治療教科書——*Studies in Invalid Occupation: A Manual for Nurses and Attendants*。

創立職能治療的另一位重要人物是 George Edward Barton。Barton（和紅十字會的創辦人 Clara Barton 沒有血緣關係）是一位罹患肺結核的建築師，終身致力於要求讓醫院病患獲得更好的服務。他看見醫院病患不只有從疾病中復原的需求，更看見他們想返家和工作的需求，因此他在紐約羅徹斯特鄰近的 Clifton Springs 創辦了 Consolation House——現代復健醫院的先驅。在那裡，病人不只是接受疾病的醫學治療，同時也將注意力擺在他們的社會經歷、教育和訓練等方面，因此 Clifton Springs 被認為是職能治療的發源地。

另一位眾所周知、可能也是最多產的創立者是 William Rush Dunton（不要和 Benjamin Rush 搞混了）。Dunton 是一位醫師，他將職業生涯裡的大多數時間都花在治療精神疾病患者，他也察覺到職能運用在病人身上的重大益處；他會定期在適當的時機鼓勵病人參與職能，且這些活動是有等級之分的，因此不會累壞病人。和 Susan Tracy 不同的是，Dunton 覺得活動的最終產物和實際參與活動本身相較，一點都不重要。

最後要提的是 Eleanor Clarke Slagle（娘家姓 Ela Clark），她是一位社工學生，可被視為是第一位職能治療師。她將職能運用在病人身上，並應用 Adolf Meyer 被稱為「**習慣訓練**」（habit training）的手法協助慢性精神病患享受暫時安穩的假象。Slagle 在芝加哥為職能治療師創立第一所專業學校，並在 1919 年成為美國職能治療協會第一位女性會長。

無可避免地，這些人終於有了交集，且在 1917 年成立了提倡職

能治療全國協會（National Society for the Promotion of Occupational Therapy, NSPOT），而 George Barton 是首任會長；1923 年，提倡職能治療全國協會改名為美國職能治療協會（American Occupational Therapy Association, AOTA），並沿用至今。

戰火的洗禮：1917-1945，戰爭的年代

職能治療這項新專業出現在美國歷史上沒有比這更恰當的時期了。隨著美軍加入「大戰」（Great war，現今稱為第一次世界大戰），湧進了大批需要治療的受傷士兵，除了那些受重傷和被截肢的士兵外，還有許多心理受創的士兵——其中最值得注意的是**砲彈休克症候群**（shell shock）〔現今稱為創傷後壓力症候群（post-traumatic stress disorder）或 PTSD〕。這些士兵擠滿了醫院並由重建助手照顧（之後稱為職能治療師），這些重建助手提供士兵職能活動以協助癒合他們的心靈和身體。

1921 年，因第一次世界大戰所引起的緊急傷病狀況正式結束，而職能治療也開始在世界醫療體系中占有一席之地。因為職能治療先把病人當成人來看待，然後才進行診斷（Tigges & Marcil, 1988），因此病人生活中的心理、生理和社會等層面都被平等地考慮到了。

忠於道德治療運動的理論基礎，許多職能治療的方案都安置在精神病院裡，而治療師和病人所從事的手工藝，尤其是編籃技藝，更成了精神病院裡的生活象徵。因此，那些被機構化的精神病患便被嘲笑為「竹籃編織者」。

職能治療的專業開始於 1920 年代，30 年代、40 年代擴展並合理地存在。1947 年，發行了第一版堪稱職能治療「聖經」的 *Willard and Spackman's Occupational Therapy*，也設立了更多的學校，大量的年輕

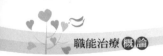

女性加入了這個行業（後面會談到更多有關性別的問題）。

1941 年，美國在加入第二次世界大戰後，帶來新的一批軍隊傷亡人員，砲彈休克症候群仍是主要的問題，只是名稱已改為現今所稱的**厭戰症**（battle fatigue）譯注 7；雖然有了新的名字，但「迷離的眼神」（thousand-yard stare）譯注 8 仍是相同的。新精神病學的「治療法」大量出現，例如：**額葉前部切除術**（prefrontal lobotomies）、**電療法**（electroconvulsive therapy）、冰浴法等，這其中又以胰島素注射法位居所有療法之冠，此外，精神刺激藥物（psychoactive drugs）譯注 9 也讓這些病人的治療變得比較容易。

由於戰爭時期職能治療師的短缺，因此開始草擬兩年學位的課程，而四年的學位則等到戰爭結束後才重新實行。雖然是初階的課程，卻為 1950 年代末期和 1960 年代初期職能治療技術人員的出現埋下伏筆。

在這個時期的職能治療師大多是治療**小兒麻痺症**（polio）；這是一種具有傳染性且為人所懼怕的神經肌肉疾病，不但造成感染，並使數以百萬計的美國人因而殘廢。這些病人中有許多是因為骨骼肌肉的萎縮和衰弱而殘廢，導致他們無法行走且無法照顧自己，還有許多人得仰賴鐵肺、大型機械槽來維持呼吸；病人必須整天待在賴以維生的儀器裡。這種生存方式所帶來的無聊是有些人無法忍受的，而職能治療師得經常為這令人厭倦的生活方式提供分散注意力的東西。隨著時代的變化，這些巨大的神奇機器被較小且效能更高的呼吸器取代，也

譯注 7：厭戰症，因恐戰等引起的精神焦慮和緊張。

譯注 8：thousand-yard stare，是指在戰場上，當壓力到達一定程度時，士兵常會出現的一種表現。

譯注 9：精神刺激藥物，是指影響身體中樞神經系統的藥物，此種藥物會對大腦產生作用，可以影響一個人的思維、感覺或行為。

讓病人能更方便移動。

擺脫醫療模式

1960 年代是美國爭吵不休、革命和探索的十年；同樣的敘述也可以用在職能治療的專業上。職能治療的大學教授和學者開始彙編新理論和**範例**（paradigm），以闡揚其工作領域的正統性和影響力，也結束了職能治療只在精神病院裡工作的日子。男人開始以少數卻顯著的數目加入原本由女性主導的這項專業，且參與的職業領域也逐漸在增加中。

在 1960 年代初期，甘迺迪總統（John F. Kennedy）簽署了一項讓所有精神病患者**去機構化**（deinstitutionalize）的法令，這表示病人將由精神病院釋放出來且回歸社會；在此之前，精神病患者可能得被收容在醫院裡數年或數十年。現在這些人將回歸到社會中且需要能維持生計，他們必須重新學習日常生活的活動和社交技巧，這些也是職能治療所能提供許多服務的領域。

詹森總統（Lyndon B. Johnson）的**大社會計畫**（Great Society）**譯注 10** 為美國 1960 年代中期帶來了許多社會改變，內容還包括了**美國政府醫療保險**（Medicare）和**美國政府醫療補助險**（Medicaid），可讓每個人都能從改善的醫療照護中獲得益處。因為美國政府現在是最大的醫療照護提供者，故而也提供了職能治療從業人員一個新遠景。

24

許多職能治療師開始專精於特別領域的治療法，也開始治療兒童，並結合由其他職能治療師開發的新技術，例如：**感覺統合**（sensory integration）和**神經發展治療訓練**（neurodevelopmental training,

---

譯注 10：大社會計畫是詹森總統在 1964 年提出，以社會福利為主要內容的施政方案。

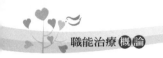

NDT）；另外，還有治療師將重心放在脊髓損傷和手部復健。由此可見，職能治療的執業領域是無窮無盡的，不論何時，只要某人在執行職能的角色上遇到困難，就可尋找職能治療師的幫助（參見圖2-3）。

另一個職能治療專業史上的重要轉捩點就是 1961 年為**認證職能治療生**（certified occupational therapy assistants, COTAs）建立的第一個正式教育課程。職能治療生認證是透過一至兩年的正式課程接受職能治療技術的訓練，協助**註冊職能治療師**（occupational therapist, registered, OTRs），且幫助填補職能治療從業人員的短缺。

職能治療於 1970 年代、80 年代和 90 年代一直開發新的執業領域，包括學校、遊民收容所、監獄、臨終照顧、居家照護和私人診所。並以工作強化方案（work hardening programs）來協助因公受傷或殘廢的工作者可以返回自己的工作崗位。

1980 年代初期，許多人認為美國政府醫療保險失去控制且充斥著詐騙和濫用，聯邦政府開始進行改革運動，也因此產生可以支配美國政府醫療保險支出的**預期性給付制度**（prospective payment system, PPS）；這項制度對醫療照護的履行方式產生了很大的影響。從醫院的急症照護開始，病人依其診斷而被規定特定的**住院天數**（length of stay, LOS），而在診斷上也採用**疾病診斷關聯群制度**（diagnostic related group, DRG）譯注11。為了節省開銷和生存，醫院只好盡快逼迫病人出院。因此，許多病人出院後「迅速嚴重惡化」，這導致病人重回醫院報到，同時也讓居家健康照護這個行業開始暴增。

1990 年代晚期，預期性給付制度開始影響長期照護機構（例如：護理之家）；這個新階段不但對職能治療人員有巨大的衝擊，同時也

譯注 11：疾病診斷關聯群制度，是指醫療服務能按標準作業流程進行，進而達到成本控管效率。

衝擊其他醫療照護專業。幾年前，職能治療被列入前十名發展快速的
專業名單中，因此職能治療教育課程湧進了大批懷抱希望的人，教育

Jean Ayres：開創性的職能治療師，也是開發感覺統合架構的人。

Florence Clark：在南加州大學創立職能科學系。

Gail S. Fidler：1954 年，第一本精神科職能治療教科書的作者。

Gary Kielhofner：提出人類職能模式（Model of Human Occupation, MOHO）。

Lela J. Llorens：因為治療患有精神健康問題的孩童，以其治療發展理論和生活適應而聞名，她也是職能治療專業中第一位傑出的非裔美國人。

Anne Cronin Mosey：為精神職能治療開發參考架構（Frames of Reference）和生物心理社會（biopsychosocial）的照顧模型。

Kenneth Ottenbacher：在職能治療中著名的研究者，著寫了 *Occupational Therapy Journal of Research* 一書。

Mary Reilly：開發了職能行為模式（Occupational Behavior model），是人類職能模式和職能科學的先驅。

Eleanor Clarke Slagle：「第一位」職能治療師，也是美國職能治療協會第一位女性會長，更將習慣訓練的概念進一步延伸，「Eleanor Clarke Slagle Lecture」便是以她來命名。

Clare S. Spackman：是 *Willard and Spackman's Occupational Therapy* 的作者之一，她在職能治療師世界聯合組織（the World Federation of Occupational Therapists, WFOT）中相當著名。

Wilma West：促進專業從第三期照護移轉到疾病的預防和健康的提升，美國職能治療協會的 Wilma West 圖書館便是以她來命名。

Helen Willard：是 *Willard and Spackman's Occupational Therapy* 的作者之一。Willard 女士參與職能治療超過六十多年，曾擔任過治療師、教育家、美國職能治療協會的會長，以及職能治療師世界聯合組織的設計師。

25

◀ 圖 2-3　職能治療史上的名人

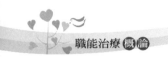

機構為因應需求也隨之快速成長。然而,令人難以想像的事情正在發生:真的有職能治療師被解僱!

25　　若職能治療專業史上曾存在過黑暗期,那無非就是學生得開始另闢其他專業領域之時,這也是職能治療學校入學率猛然下滑的原因,許多學校因為招不到學生而關閉。

　　但相反地,就像生命中的許多情況一樣,情勢也會緩慢地改變,
26　平衡再度被重建,職能治療學系的入學率持續上升,且就業市場也再度成長;職能治療服務的需求度仍高,目前,美國職能治療協會有將近五十萬名會員在各個不同的工作領域裡執業。

本章摘要

　　雖然職能治療這項專業是在 1917 年正式創立,但這項專業的種子卻在好幾百年前的道德治療運動開始時,就已經播種。人類對於職能的需求是與生俱來的,在復原的過程中,不論對病人的診斷為何,運用職能治療對殘障者而言,都是相當重要的。這項專業從一開始便穩定地成長,且會在進入二十一世紀時持續成長。

參考文獻

Bing, R. K. (1981). Occupational therapy revisited: A paraphrastic journey. *American Journal of Occupational Therapy. 35*, 499–518.

Rosen, E., Gregory, I., & Fox, R. E. (1972). *Abnormal psychology* (2nd ed.). London: W. B. Saunders Company.

Sabonis-Chafee, B., & Hussey, S. M. (1998). *Introduction to occupational therapy* (2nd ed.). St. Louis, MO: Mosby.

Schwartz, K. B. (2003). The history of occupational therapy. In E. B. Crepeau, E. S. Cohn, & B. A. B. Schell (Eds.), *Willard and Spackman's occupational therapy* (10th ed., pp. 5–13). Philadelphia, PA: Lippincott Williams & Wilkins.

Tigges, K. N., & Marcil, W. M. (1988). *Terminal and life-threatening illness: An occupational behavior approach*. Thorofare, NJ: Slack, Inc.

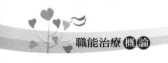

職能治療：
其工作內容為何？

教一個人釣魚，你便餵飽他的一生。
除非他不喜歡吃壽司，不然你得順道教他如何煮飯。

——預言哲學家 Auren Hoffman

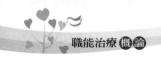

3 CHAPTER 職能治療的基本概念

本章目標

讀完這個章節後，讀者應該能：

- 了解工作、自我照顧、玩樂與休閒這些職能角色間的不同。
- 了解休息和睡眠的重要性。
- 了解職能角色間的平衡的重要性。
- 了解時間管理的重要性。
- 了解將原理應用在執業上的重要性。

引言

　　本章將藉由涵蓋職能要素：工作、自我照顧、玩樂與休閒、休息，以及睡眠來深入定義職能治療，且將深入探索這些要素間的平衡之重要性，以使生理和心理的健康達到最佳狀態。和這個平衡有關的是時間管理的概念，也就是個人如何使用時間或被時間所利用。最後，本章將會解釋如何將職能治療理論和原理實際應用於執業中。

定義職能

當我告訴某人我是職能治療師時，這人總不免會說：「喔！原來你在協助人們就業。」而當我的答案是「否定」時，他們接著就會出現疑惑的表情：「那麼職能治療究竟是做什麼的？」

對某些人而言，這個問題將引出長篇大論的解釋，但我的回答很簡單：職能是一個人經常做的任何事，也就是個人定期會做的事，包括穿衣、沐浴、吃飯、上廁所、工作、擔任義工、享受嗜好、養育孩子或其他活動。

職能治療師所在意的是，職能被分成三個主要的範疇：工作、自我照顧，以及玩樂與休閒。

工作

工作對許多人而言，有許多不同的意義。Mosey（1973）將工作定義為「一個個體主要的職能和一個人為賺錢所做的事」（p. 18）；Cawood（1975）將工作描述為無論在什麼場所，各種有給薪或無給薪的生產性活動；而 Shannon（1970）則相信，如果工作場所是競技場，那麼個體便是在那裡試著證明自己。姑且不論這眾多的定義，所謂的工作便是人們如何在社會中定義自己。工作耗盡我們每天生活的大部分時間，常常讓我們將其他活動排除在外。

當兩個人在派對或某種社交場合中相遇時，最先問的問題就是「你是從事什麼行業？」另一個人可能回答：「我是演員。」然而，她可能未說出她同時也兼任侍者的工作以維持開銷，而且還是兩個年幼小孩的母親，她為這兩個孩子煮飯、打掃和採購；這些所有的活動全都可被歸為工作。

我們通常藉由人們所從事或未從事的工作來評斷一個人；有些職業被認為比其他職業好，例如：醫生、律師或老師就比汽車技工、農人或清潔人員好。其實每種職業在社會中都占有一席之地，而且社會整體也需要每一個工作者；你可曾想過，若沒有汽車技工、農人或清潔人員，會發生什麼事？

另一方面，我們可能有意或無意地鄙視那些沒有工作的人，我們常把失業理解為懶惰的寄生蟲、對社會沒有貢獻——即使這些人可能有充足的理由可以解釋為何失業，例如：缺乏一技之長或教育、「裁員」或「人力精簡」（幾個我喜歡的婉轉說法）、生理或心理的疾病，或其他不幸的事故。的確，失業者經常不會提及他們沒有工作的事實，當被問到時，他們可能提及以前的工作或說自己「正好在兩個工作之間的空檔」（另一個婉轉的說法）。

然而，我們大多數的人對「無所事事的有錢人」也感到厭煩：這些人不需要工作，因為他們的錢夠多。我們將情有可原的忌妒心擺一邊，努力挑出他們沒有工作或事業可以對社會有貢獻的缺點。

自我照顧

自我照顧的定義是「例行性的活動或工作可以維持個案的健康和康適（well-being），也顧慮到環境和社會的因素」（Trombly, 1995, p. 352）。自我照顧是指我們每天都會做的事，例如：洗澡、穿衣、自我進食、上廁所等；在職能治療專業上，這些工作被稱為日常生活技巧（daily living skills）、日常生活活動（activities of daily living, ADLs），以及工具性日常生活活動（instrumental activities of daily living, IADLs）（參見圖 3-1）。Deloach 和 Greer（1981）指出，人們被認為適應社會生活良好前，是被期待能從事像穿衣、進食和整理儀容等例行性事務。很明顯地，一個人要能在社會中工作，其前提是必

日常生活活動	工具性日常生活活動
吃飯	採購、挑選食材、準備餐點
洗澡	準備沐浴／淋浴、清潔浴室
穿衣	買衣服、洗／燙衣服
移動（步行）	開車
輪椅移動	搭乘大眾運輸工具

◀ 圖 3-1　日常生活活動和工具性日常生活活動的對比

須能從事自我照顧的活動。

獲得獨立的自我照顧能力是成長的過程，新生兒和嬰兒在自我照顧的所有層面上都需要完全依賴他人，例如：被餵食、換尿布、洗澡和穿衣，然後才慢慢地學會自己吃飯、上廁所、洗澡和穿衣。但在這許多年之中，這些活動仍需在成人的監督下完成，直到孩子熟練這些活動為止。

那些沒有發展這些技巧的孩子，或因意外、殘疾而失去這些技巧的人，他們很明顯地成為社會的弱勢，因為他們需要外力援助才能完成這些任務，或是需要學習如何獨立地執行這些任務。

⊙ 玩樂與休閒

最後，玩樂與休閒包括為活動本身而參與的任何活動，玩樂經常是自發性的，所以通常都很有趣。玩樂可以是像接龍或釣魚的簡單活動，也可能是像棒球比賽的複雜活動。

和一般認知相反的是，玩樂並非都是有趣和遊戲，它可能是一個人生命中具有特別意義的事物。玩樂的發展是依循等級系統的步驟（Reilly, 1974）；孩子總是在玩樂，但在玩樂的過程中，他們在非結構性的環境中學到許多不同的事。玩樂的舉動幫助孩子學習如何和其他孩子（和成人）互動及相處，玩樂也教導他們規則，協助他們發展

生理、情感和社交的技巧，且協助他們準備好扮演未來的職能角色。事實上，玩樂是工作的前身，俗話說，玩樂是孩子的工作；玩樂幫助孩子在安全的行為下以自己的速度探索環境，也幫助孩子「試演」像「媽媽」、「爸爸」、「老師」等職能角色。

玩樂提供安全的環境讓孩子練習規則、技巧，以及在將來生活中可以被維持或丟棄的角色；玩樂也允許孩子發展有助於培養對未來懷抱希望和信任環境的探索性行為。

玩樂也允許孩子在安全的環境中發展適任行為或技巧，也讓孩子學會如何有效地和環境互動，進而發展未來的角色所需的技巧和習慣；在這些冒險活動中的成就感，可培養孩子的自信心。

最後，當孩子的行為對環境造成影響時，玩樂則有助於發展成就行為（achievement behaviors）；這是相當重要的，因為在為了獲勝的興趣下，玩樂啟發了冒險的勇氣。最近的研究指出，快樂的祕訣不是金錢、愛或物質的東西，而是在於敢冒險；若這是事實，那麼玩樂就是快樂的祕訣。

就另一方面來說，若玩樂不被允許發生在安全的環境中——若是被焦慮、威脅或嘲笑蒙上陰影——探索性行為就不會發生，也不會產生希望和信任感；這樣的環境會降低孩子在往後生活中發展冒險行為的可能性。想想那些在貧民區長大的孩子，他們最後加入了幫派；而在戰區的孩子們，每天只把焦點放在求生而非玩樂、熟練或冒險上。

當我們年紀漸長，我們傾向於遠離玩樂；當我們進入工作的世界，我們也愈來愈少玩樂，我們開始發展嗜好——可能是打高爾夫球或從事其他消遣活動，但我們似乎喪失了原始的放鬆和單純只是玩樂的天性。偶爾我們可能也會做一些自發性的娛樂，然後說：「我覺得我又像個孩子了！」

有些人認為休閒是賺來的：除非一個人辛苦工作，不然不能享受

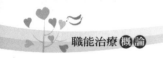

休閒活動。Benjamin Franklin 便是如此認為,所以他說:「若想享受休閒,就必須工作。」這似乎是常識,但那些沒有辦法工作的人,休閒占據他們生活的大部分時間,讓他們感到對社會沒有貢獻。然而,休閒是工作的替代品,社會必須承認這一點並盡可能地慶祝它。

我最喜歡的一部古老的電視影集「陰陽魔界」(Twilight Zone)中,有一集叫「踢罐子」。故事發生在名為 Sunnyvale Rest 的退休之家,其中一位居民發現,保持年輕的祕密在於舉止像年輕人,於是他組織了一群年老的居民來玩踢罐子的遊戲,這讓其他一些居民和工作人員反感,因為這些人認為他們的舉止應該要符合年紀(也就是他們應該要整天坐在搖椅裡下棋)。有一天夜裡,這群居民又到外面玩踢罐子,居然很神奇地變回了孩子,而且從 Sunnyvale Rest 的土地上消失了,只留下那些墨守成規的老人過著無聊的生活。喔!玩樂的力量真是神奇!

休息和睡眠:被遺忘的職能

擁有健康生活的祕訣在於獲得工作、自我照顧、玩樂、休息和睡眠間的平衡。我們時常會忘記和休息、睡眠相關的方面,而許多人認為這兩者是一體或一樣的,但我把他們視為兩個分開且相當重要的職能。

在某方面來說,休息是比較難定義的。我們全都休息過,但休息對不同的人而言代表不同的事。《韋氏大辭典》將休息定義為「身體的一種狀態,具有極少的功能和代謝活動;免於活動或勞動;靜止或不活動的狀態」(p. 987)。當我們進行某些形式的活動時,休息通常就代表了短暫的停止,例如:當我們爬山時,我們短暫地休息好幾次,以維持體力可以持續往上爬;當我在書寫這個章節時,我經常會停下來,起身舒展筋骨,或在電腦上玩一下接龍遊戲,然後再回去繼

續完成之前做的事，通常這時候又會恢復活力（不幸的是，我太太通常在我玩接龍時進入房裡，以至於她以為我都只是在鬼混）。

或許，我們應該看看「修復」（rest-ore）這個字，而不要看「休息」（rest）這個字。當我們修復某樣東西時，代表我們把它更新了，也就是把它帶回原本或剛使用的狀態；而休息要做的事就是：更新自己，將自己還原到先前的狀態，讓我們能繼續參與被給予的活動。

休息似乎變成是過去的事。身為現代工作者，我們的法律規定每週只需工作四十個小時，這留給我們許多休閒的時間。然而，大多數的我們仍選擇每週工作相當長的時數，甚至當我們不是在工作而是在「休息」時，像手機、無線筆記型電腦和黑莓機等現代科技，仍讓我們一天二十四小時隨時都保持連繫。最後，我們許多人即使不是在工作時間仍是繼續工作。這是怎麼回事呢？

休息也可以是一種被動的活動，像坐在舒服的椅子裡聽音樂、冥想或做漸進的放鬆運動。休息也可以是主動的；有些人無法被動地休息，因為他們一定要做一些事！這些人可能把看電視、閱讀、打太極、做瑜珈或其他低能量的活動當成休息。然而，休息並非睡眠，休息可能會讓一個人睡著，而睡眠也可能促進休息，但這是兩種獨立不同的實體，或許區別休息和睡眠最好的方法，就是將休息想成是心理上的修復，而睡眠則是生理上的修復。

睡眠是一種非常複雜的現象。我們都會睡覺，但大多數的我們不明白睡眠是為什麼或是什麼，坦白說，我們大多數的人其實也不在乎。我們唯一會想到睡覺的時候，就是我們得不到任何睡眠的時候（有點像食物、性和錢）。睡眠是非常活躍的活動，雖然我們的身體看似停工，但事實上，許多肉眼看不見的過程正在進行；最主要的過程是腦波的改變，會在典型的夜間睡眠中發生無數次，且人體必要的荷爾蒙也會在睡眠中被製造出來，而我們的細胞組織也會得到重建的

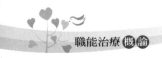

機會。

　　雖然睡眠對每個人而言都很重要，但對孩童而言尤為重要。研究指出，那些獲得充分睡眠的學齡期孩童在學校裡的表現比睡眠不足的孩童要好，再者，那些未得到充足睡眠的孩子經常出現注意力缺損過動症（attention deficit disorder, ADD）的症狀，這也影響到他們的學業和人際事務。不幸地，許多這樣的孩子服用非必要性的藥物，導致他們更多功能受損。

　　在睡眠範圍的另一端是那些睡太多的人。過多的睡眠或嗜睡（hypersomnia）對大多數人是不好的，很顯然地，若一個人一天睡了十二至十五小時，那就沒有太多時間可以做其他的事。造成過度睡眠的原因有憂鬱症和慢性疲勞症候群（chronic fatigue syndrome），都必須盡快被診斷和接受治療。

　　有許多事情會影響睡眠，例如：不良的生活作息計畫、挪用睡眠時間做其他的活動（也就是挖東牆補西牆）、焦慮、憂鬱、睡眠呼吸中止症（sleep apnea）、睡眠腳動症（restless leg syndrome）和失眠。睡眠問題也可能導致悲慘的結果，如果人體功能想要正常運作，就得快速處理睡眠的問題。睡眠並非是浪費時間，它對日常功能運作而言是很重要的，我們不應該把它視為理所當然。

為達到最佳的健康狀態而保持職能角色間的平衡

　　最理想的健康個體就是維持工作、自我照顧、玩樂與休閒、休息，以及睡眠職能領域間精細協調的平衡（參見圖 3-2），這些個體可以充分運作每天的事物，且可以平衡職能的五個層面，並知道如何把這些層面有效地安排在每天所擁有的二十四小時內。當我們生活中

的這五個層面不一致且失去平衡時,我們就變成有了專業中所謂的
「問題」。

工作	自我照顧	玩樂	休息	睡眠

◀ 圖 3-2 健康的個體。所有職能角色的表現領域(工作、自我照顧、
玩樂與休閒、休息,以及睡眠)都在理想的平衡狀態

　　然而,在現今快速且忙亂的生活型態中,大多數的我們並未達到
這種平衡,現今生活型態的常規要求我們將重心放在工作上,甚至創
造了一個新名詞:工作狂(workaholic),也就是一個人的主要精力
都花在工作上,將所有其他活動都排除在外(參見圖 3-3),我們稱
這種人為「挑燈夜戰」或「蠟燭兩頭燒」。然而,若持續以此種方式
工作,經過一段時間後,不論是在生理或心理上,最後通常都會導致
這些被稱為「超人」或「女超人」的人筋疲力盡或疾病纏身。

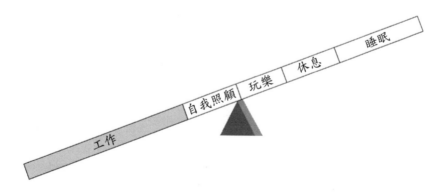

◀ 圖 3-3 工作狂。太強調工作而讓其他角色的表現領域失衡

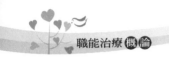
在另一方面,當一個人生病、殘廢、失能,甚至長期失業時,平衡點就會移動至另一邊(參見圖3-4)。在這種情況下,工作減少且被強迫的休息和睡眠過度補償;在生病的狀況下,玩樂變為不存在,且自我照顧的需求可能需由他人代為處理,因此再度失去了平衡。

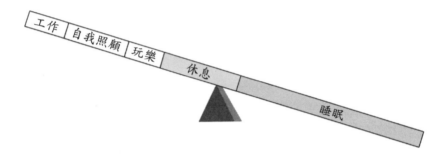

◀ 圖 3-4 一個有疾病或障礙的人。工作和自我照顧被過多的休息、睡眠和被迫的休閒時間所取代

那孩子呢?他們不用工作,是否也代表他們不平衡?你可能還記得,我說過玩樂就是孩子的工作,他們大部分的時間都用在玩樂上。幼小的孩子則由其他人滿足其自我照顧的需求,而他們時間中的另一大部分則被休息和睡眠占據(參見圖3-5)。當孩子們長大並進入學

| 工作 | 自我照顧 | 玩樂 | 休息 | 睡眠 |

◀ 圖 3-5 孩子們把大部分的時間花在玩樂上。玩樂是工作的始祖,玩樂也幫助孩子在安全、沒有威脅的氣氛中,學會規則、技巧和角色

校時，平衡點又再度移動，自我獨立照顧的技巧增多，且學校的功課取代了部分的玩樂時間。

時間管理技巧

和每天平衡職能角色息息相關的是時間管理或時間調適（temporal adaptation）。為了能健康及有效率地處理日常活動，有效地運用時間而非被時間利用（或成為時間的奴隸）是很重要的。不知如何善用時間的人經常會「陷入困境」（behind the eight ball），或可能會全然感到無聊且失去嘗試有效利用時間的渴望。

在任何二十四小時的期限內，我們必須完成一些事情。為了便於討論，我們假設每天時間的三分之一或是說八小時將花在睡眠上，那麼我們只剩下十六個小時可以完成所需要做的其他事情。若我們早上七點起床，然後花一小時為上班做準備、一小時通勤上班、八小時工作，最後花一小時通勤回家，那我們應該在晚上六點回到家（參見圖3-6）。現在我們只剩五小時可以做我們想做的事！但等一下，我們可能還需要準備晚餐、打掃、付帳單、補做一些文書工作、遛狗，以及瀏覽電子郵件。如果有小孩，可能還必須監督他們，包括指導他們功課、準備上床睡覺，以及監控電視、電腦或電動玩具的使用，並為他們讀床邊故事。我不知道你覺得如何，但我已經累昏了！

你能想像若你不是時間管理高手，你的生活會變成什麼樣？當然，有很多人都不是時間管理高手，所以事實上這些人無法有效運用時間，且經常被時間所利用。這些人就是那些沒有足夠時間可以把事情完成的人；他們急急忙忙、不斷地做事，卻又總是無法完成任何事。不良的時間管理技巧可能會導致焦慮、憂鬱、拖拖拉拉、挫折、憤怒和減少人際及職能的互動。除此之外，並非什麼大問題。

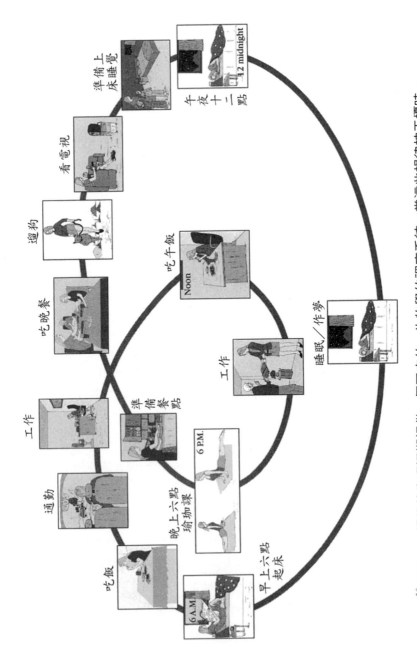

◀ 圖 3-6　規律的生理週期提供一個固定的、生物學的調度系統。當這些規律被干擾時，日常功能可能會嚴重受損

　　舉例來說，一般上班族通常可以在早上自己起床、洗澡、穿衣、吃飯、上班，所以自我照顧不是問題。同一個人可能工作十二小時後，筋疲力盡地回到家，然後掙扎著照顧好家裡的事，在十一點半左右上床，隔天早上五點重新開始；就這樣厭煩地日復一日。你可能注意到這其中沒有玩樂和休息的空間，或是像 Steven Covey 在《與成功有約》（*The Seven Habits of Highly Successful People*）裡所說的「總是不斷地要求自己，沒有最好，只有更好，並反覆磨練自己在各方面的修養和能力（sharpening the saw）」（p. 287）。假若這個人無法從這永無止盡的辛苦工作中解脫，他將會在往後的日子經歷生理或心理的問題。只會用功不玩耍，聰明的小孩也會變笨（All work and no play makes Jack a dull boy.）；只會用功不玩耍，聰明的小孩也會變笨；只會用功不玩耍，聰明的小孩也會變笨（喔！對不起，我又在看 *The Shining* 了）。

職能治療如何協助個案

　　職能治療專業創辦人之一的 George Barton（1915），曾經提出一個問題：「假設有職能疾病，為什麼沒有職能治療？」Barton 本身有殘疾，他相信職能是所有疾病和殘障的關鍵；他一生非常積極地致力於職能治療這個**範例**、模式。

　　職能治療的本質是雙重的：運用職能重建功能而使得病人有能力追求職能；這會讓人產生疑惑嗎？其實並不會，接下來就讓我們好好檢視一番。

　　就像我先前已經提過的，我們每天都會運用職能。因此，把職能當成工具使用於復健、甚至是給予資格，都是很容易理解的。參與任何活動在生理上都需要特定的某些技巧、手部的靈活度、協調度、肌

力、耐力和感官認知，比起運用運動來增強一個人的肌力和手部的靈活度，職能治療師運用職能更能達到這些目標且更上一層樓，而且還能達到實質的成效或能力。

同時，在治療中使用職能可以讓個體在治療結束時，有效地執行活動。此外，精通一種職能技巧還可經常協助個體執行且精通其他對個體而言重要的職能。

例如，Jones 女士是一位六十八歲的家庭主婦，最近她中風了，導致她的右側癱瘓，所以她無法使用慣用的右手，也無法煮飯、打掃、購物和管理她最喜愛的花園，也無法為自己洗澡、更衣和進食。

一開始，職能治療師先確定 Jones 女士在生理和心理上的殘疾程度，並記錄她剩餘的長處，接著確認 Jones 女士的興趣，並利用這些興趣發展下列的治療計畫：

40

1. 協助 Jones 女士進行右手的復健，以使肌肉張力恢復正常、維持關節活動度，並促進肌力和精細動作技巧的回復。

2. 教導 Jones 女士以不同方式從事像穿衣、洗澡、盥洗、準備餐點和清掃房屋的活動，例如：使用左手進行這些活動，同時以右手輔助，並教導 Jones 女士使用適當的輔助工具執行活動。

3. 將每個活動分為由簡單到較困難等層級，讓 Jones 女士在沒有壓迫感和挫折感下挑戰。

4. 教導 Jones 女士及其丈夫如何改造花園，以便讓 Jones 女士能繼續參與生命中這個重要的領域。

應該注意的是，每個目標都在處理 Jones 女士的不同職能表現；因為她是家庭主婦，這些就是她的工作。因此，準備餐點和家事的目標都是針對她人格中的工作部分所做的準備。

自我照顧的目標是不證自明的，大多數的人都不是真的希望其他人來幫助他們完成自我照顧活動，除非是真的無法獨立完成。最後，

雖然園藝對我來說是工作，但 Jones 女士卻覺得這是放鬆且愉悅的，因此，對她而言這是休閒活動（且是非常重要的活動）。

每當 Jones 女士達到這些目標的每一項時，就會再創造一個新目標以取代舊有的目標，若是她無法完成目標，職能治療師就必須重新審視且修正目標，以便讓目標可以更容易達成（在第七章中將會更詳細討論目標）。

本章摘要

本章將焦點放在呈現職能治療的基本概念和定義職能的組成要素——工作、自我照顧、玩樂和休閒、休息，以及睡眠——並強調這些要素間的平衡是生理和心理健康的本質。本章也討論到時間的調適和時間管理的概念，因為這兩者和職能角色的平衡與執行相關。最後，本章描述這些職能治療概念在真實生活中的運用，並為讀者提供範例。

參考文獻

41

Barton, G. (1915). Occupational therapy. *Trained Nurse Hospital Review, 54*, 138–140.

Cawood, L. T. (1975). *WORDS: Work-oriented rehabilitation dictionary and synonyms*. Seattle, WA: Northwest Association of Rehabilitation Industries.

Covey, S. (1989). *The seven habits of highly successful people: Powerful lessons in personal change*. New York: Simon & Schuster.

Deloach, C., & Greer, B. (1981). *Adjustments to serve physical disability: A metamorphosis*. New York: McGraw-Hill.

Merriam-Webster's new collegiate dictionary (3rd ed.). (1973). Springfield, MA: Merriam-Webster.

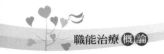

Mosey, A. C. (1973). *Activities therapy.* New York: Raven Press.

Reilly, M. (1974). Play as exploratory learning. Beverly Hills, CA: Sage Publications.

Shannon, P. D. (1970). Work adjustment and the adolescent soldier. *American Journal of Occupational Therapy, 24,* 112.

Trombly, C. A. (1995). *Occupational therapy for physical dysfunction* (4th ed.). Baltimore, MD: Williams & Wilkins.

職能治療教育

本章目標

讀完這個章節後,讀者應該能:

- 了解註冊職能治療師(OTR)的教育條件。
- 了解認證職能治療生(COTA)的教育條件。
- 對疾病和健康的概念有基本的了解。
- 對研究、倫理學、理論和臨床推理(clinical reasoning)的概念有基本的了解,因為這些概念都會應用在職能治療的實務中。

◆ 引言

成為一位職能治療師是簡單的,你只需要找到一個被認證的職能治療學系課程,然後申請入學被接受;接著完成規定的工作、考試及格、畢業;最後通過全國性的考試——這樣就沒問題了。

但要成為優秀的職能治療師,除了需要這些教育外,還需要許多其他的條件,包括:生活經驗、同理心、良好的待人技巧,以及幽默感。你早該知道會有伏筆的!

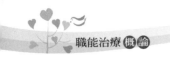

在這章中，我們會檢視所有的要求，並探索這些要求如何讓你成為優秀的職能治療師。

教育程度的要求

在我們開始這部分的解釋前，我們必須熟悉職能治療實務中的兩個等級：初級的從業人員或註冊職能治療師，以及技術層級的從業人員或註冊職能治療生。不同的等級有各自不同的教育程度要求，且費用也會有所不同。

一個人在大學至少必須花五年的時間才能取得職能治療的初級碩士學歷（master's of occupational therapy, MOT）。職能治療生要走的路（我必須附註說明，這是一條崇高的道路，也是我自己職業生涯的起點）需要兩年的學院課程和一個應用科學的專科學歷（associate of applied science, AAS）──雖然還有一些一年的認證學系仍然存在。

你可能會問：差別在哪裡？為什麼不選擇兩年的學校而要就讀五年的學校？這是很好的問題，現在讓我們來看看這兩種選擇不同的地方。

在美國有一百六十一所被職能治療教育鑑定會（Accreditation Council for Occupational Therapy Education, ACOTE）認可的初級職能治療學系，遍布在全美四十三州，其中有兩所在波多黎各（Puerto Rico）。如果能從這些好學校取得學位，並通過由全國職能治療認證會（National Board for Certification in Occupational Therapy, NBCOT）所舉辦的全國性職能治療師執照考試，就能畢業且成為職能治療師。

一位職能治療師能在醫師的處方下，執行完全的職能治療評估、制訂治療計畫，並治療個案；基本上，職能治療師可以在職能治療實

務的領域中，進行任何有必要的事。職能治療師比職能治療生更具自主權（我隨後會馬上討論），並且能在任何可以工作的地方找到合適的職位。職能治療師通常會被放在督導的角色，且那些具有進階學位的人通常可以獲得管理職位。

職能治療師的薪水也比職能治療生高；美國政府勞工部（U.S. Department of Labor）指出：現今的職能治療師平均年收入約為五萬五千美元——當然這也因地理位置及特殊執業領域的不同而有所差異。舉例來說，在市區復健中心工作的職能治療師，薪水大概會比在郊區一年上班九個月的學校系統職能治療師高一些。

當然，成為認證職能治療生也是個很好的主意；就我個人而言，我從職能治療生做起，而且也不覺得後悔。事實上，我就是以這樣的方法專心致力於我的職業生涯，而且我也相信我是很好的職能治療師。若是我一開始便進入四年的學校，我很可能會被退學或輟學，那麼我現在就不會寫這本書了。

藉由從事職能治療生這條路，我有機會可以在非常短的時間（兩年）且花費不貴的情況下，試著扮演職能治療師的角色，若是最後我確定不喜歡這個行業，我可以自由地轉換到其他領域，而且至少我還有一個學歷。然而很幸運地，我不只喜歡我所做的事，而且我還相信我天生是做這一行的。

人們常問我為什麼要繼續進修職能治療教育——對我而言，理由完全是因為薪水。回到 1978 年，我的第一份工作年薪是六千五百美元，過了幾年，我的年薪到達了上限，而且只有一萬出頭，我無法依靠這份薪水過活，所以被迫繼續進修。我必須指出：現今的職能治療生賺的錢比較多，我是個反傳統、不順從一般社會規範的人，我非常有主見，而兩年的學歷無法讓我如願地在工作中獲得所想要的自由。

會告訴你這麼多無趣的瑣事，是因為有許多職能治療生——而且

45

是絕大多數——在其職業生涯中就一直選擇當職能治療生,就算有機會重新來過,也不會做任何改變。這是一件很好的事,因為現今的醫療照護市場對職能治療生有很大的需求量。

那麼職能治療生做些什麼呢?一位職能治療生能做許多職能治療師做的事,但有些事除外,且必須被職能治療師督導,例如,職能治療生不能從事自發的職能治療評估,而且只能在職能治療師的指示或合作下,執行評估過程中的某些特定層面。

或許職能治療生最大的限制在於需要職能治療師的定期監督,然而,優點是他們可以花比較多的時間實際治療病人,而比較不用擔心文書工作(不過沒有人可以完全免掉令人畏懼的文書工作)。

在美國有一百三十九所受到職能治療教育鑑定會認可的職能治療生學系,遍布全美四十一州(包括我的母校和目前的雇主),一所在夏威夷(aloha!夏威夷人的招呼語)、另一所在波多黎各(buenos dias!西班牙語的日安)。再次強調,大多數的職能治療生學系都是兩年制,除了職能治療的主要課程外,還包括其他領域的解剖學、生理學、英語和社會科學,而數學通常不是主修科目(這也是我能成為職能治療師的原因之一)。

根據www.collegegrad.com的統計,在2002年,職能治療生有一萬八千個工作機會,平均年薪是三萬六千美元。對兩年的投資而言,這不算是不好的薪水,而且從我當職能治療生那個時代以來,這絕對是有了長足的進步。

學習課程

一旦學生被鑑定許可的職能治療系所接受後,會學習哪些課程呢?雖然每所學校提供的課程有所不同,但這一章節會提供基本的概

觀。此外，那些想得到專科學位的人和想得到較進階學位的人所學習的課程又會有所不同。

　　讓我們將所有的課程想像成一座金字塔（參見圖 4-1），這座金字塔有很寬且牢固的底部，且會在達到頂端時漸漸變得狹窄。我將以這樣的方式呈現課程或專業的基礎，雖然呈現的順序有點主觀，但我相信就建造強大的架構而言，很有意義。

　　我們從**解剖學**（anatomy）和**生理學**（physiology）開始——因為如果想復健生理問題，就必須對人體有相當程度的了解和理解人體如

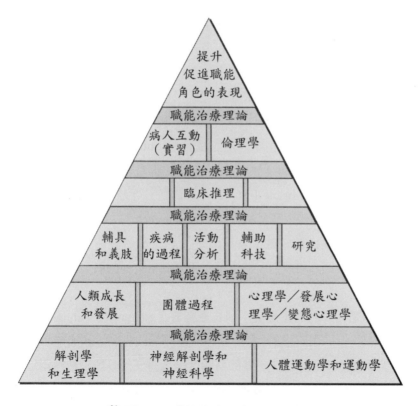

◀ 圖 4-1　職能治療教育的金字塔

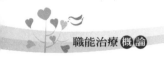

何運作;骨骼和肌肉的知識就和心肺系統一樣,會影響治療的成效。

和解剖學密切相關的還有**神經解剖學**(neuroanatomy)和**神經科學**(neuroscience),其複雜程度就如同大腦和神經系統一樣,我們仍有許多不了解之處,所以在安排的順序上類似。職能治療師和職能治療生都必須熟悉這些構造和功能,復健的藝術就從這些基礎的知識中,以神經發展治療訓練、玻巴斯療法(Bobath techniques)、反射抑制姿勢(reflex-inhibiting positioning, RIP)和感覺統合的形式顯露出來。

另一個很重要的學習領域是**人體運動學**(kinesiology),也就是動作的學習。知道肌肉的名稱和在生理上如何運作是一回事,但知道主作用肌〔**收縮肌**(agonist)〕表現時會產生什麼動作,哪些肌肉會協助主作用肌〔**協同肌**(synergist)〕,哪些肌肉會反抗主作用肌〔**擷抗肌**(antagonist)〕也是很重要的。這門課程必須加入一點基礎物理,以便讓學生對動作有相當程度的了解。

和人體運動學息息相關的是測試肌力(muscle strength)和關節靈活度(joint movement)的能力。典型的肌力測試是使用稱為徒手肌力測試(Manual Muscle Test)的半客觀評分系統(參見圖4-2),另一種肌力測試是使用稱為**測力計**(dynamometer)(dyn代表力量)的儀器,是結果比較**客觀**(object)也比較準確的設備。測力計通常用來測量徒手握力和捏力,但也可以用來測量其他的肌肉群(參見圖4-3)。

關節靈活度的測量是使用稱為**量角器**(goniometer)的儀器(參見圖4-4),這項儀器讓治療師能在治療開始前先測量關節靈活度並執行間歇性的測量,以決定關節靈活度是否有任何改變。量角器是一件看似簡單的儀器,但卻需要透過練習以增進使用的熟練度。

從個案的生理層面移到心理和情感的層面,所需學習的課程由下

往上包括：心理學、變態心理學和職能治療，因為其可應用在社會心理功能的損害（psychosocial impairment）上。

心理學對會引起人們生氣的事提供基本的認識，主要的如**佛洛依德**（Sigmund Freud）、**榮格**（Carl Jung）、**羅吉斯**（Carl Rogers）、**巴夫洛夫**（Ivan Pavlov）和**史金納**（B. F. Skinner）等人的理論都必須學習，還必須學習有關**本我**（id）、**自我**（ego）、**超我**（super-

5	正常	N	身體的部位在抗最大阻力和地心引力時的移動有完整的活動角度。
4	良好	G	身體的部位在抗地心引力及中等阻力時的移動有完整的活動角度。
	比尚可好	F+	身體的部位在抗地心引力及最少阻力時的移動有完整的活動角度。
3	尚可	F	身體的部位在沒有阻力時的移動有完整的活動角度。
	比尚可差	F-	身體的部位在抗地心引力時的移動有小於完整的活動角度。
	比缺乏好	P+	身體的部位在不受地心引力影響時的移動有完整的活動角度且突然放鬆。
2	缺乏	P	身體的部位在不受地心引力影響及無外加阻力時的移動有完整的活動角度。
	比缺乏差	P-	身體的部位在不受地心引力影響時的移動有小於完整的活動角度。
1	微量	T	可感覺到肌肉拉緊但沒有動作產生。
0	零	0	感覺不到肌肉拉緊。

改編自：Trombly, C. A. (1995). *Occupational therapy for physical dysfunction* (4th ed.). Baltimore, MD: Williams & Wilkins.

◀ 圖 4-2　徒手肌力測試（MMT）是治療師用來評估肌肉力量時最普遍採用的方式

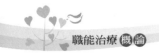
49

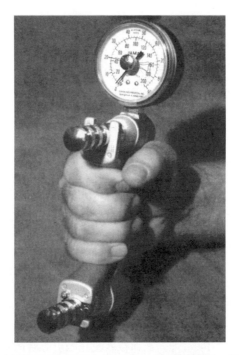

《 圖 4-3　測力計是用來測試手部握力力量的儀器，這種客觀的
　　　　測量方法可以讓不同的治療師輕鬆重複測試

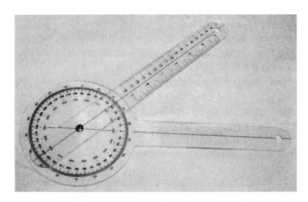

《 圖 4-4　量角器是一項可以準確測量關節靈活度的儀器

ego）、**行為主義**（behaviorism）、**制約反應**（conditioned response）
和其他基本的心理學概念。

變態心理學（abnormal psychiatry）的重點則放在人類心理異常的
狀態，例如：**憂鬱症、雙極性疾患**（bipolar disease）、**精神分裂症**
（schizophrenia）、**焦慮症**（anxiety disorders）和**人格異常**（person-
ality disorder），以及這些疾病過去和現今的治療情況。

最後，學生還必須學習職能治療在和這些疾病工作時的角色。就
如同你所回想到的，職能治療在心理學有其根源，且這傳統持續著；
不論職能治療師在哪個領域中找到自己的角色，在那裡總會有心理學
的成分。因為我們是全方位的治療，所以不能將心理方面的照顧和其
他方面切割開來，尤其是這些課程可能會檢視職能治療師在和那些有
憂鬱症、精神分裂症、藥物濫用問題和人格異常的個案一起工作時所
扮演的特殊角色。讓我們正視一個問題：患有精神分裂症的人也可能
中風，且任何生理的殘障也可能引發猛烈的憂鬱症病程。因此，認識
這些疾患且知道如何處理，是一個很好的主意。

50

許多年前，一位職能治療生在我執行居家照護時觀察我。她曾經
問我：「你真的很熱中那些心理學的事物，對吧？」當我從對她的問
話感到震驚中回神後，我回答：「對啊！我猜我很熱中。」然後，我
開始用令她感到厭煩的長篇大論來詳盡地告訴她：為何我「真的很熱
中」以及這對整體治療為何非常重要，所以希望她能將這一課牢記在
心。

另一門相關的課程是**團體動力**（group dynamics）。這堂課通常
將焦點放在兩人的互動——稱為**兩人配對**（dyads）（通常是治療師
和一名個案），以及成員不超過十人的小團體的互動。檢視團體行為
的不同層面，並探討團體的角色如**領導者**（leader）、**促進者**（facil-
itator）和**守門員**（gatekeeper）。這是一門非常重要的課程，因為我

們都必須面對其他的人，且職能治療師常常需要治療一群人或個體。

治療性媒介是很廣泛的學習領域，也是職能治療專業的核心。這門課要學習包括像棒針編織、鉤針編織、裁縫和編籃技藝等活動，也可能包括陶藝、木工、銅工、馬賽克拼磚，或使用更現代的媒介——如電腦。這些活動是職能治療這行業的工具，且常被使用在個案身上，以促進復健、健康和康適。

我父親過去時常嘲笑那些非三R（讀、寫和算術）的大學課程，例如：「編織 101」，因此我在大三時，非常高興地撥電話向他宣布：我真的在上編織課——而且還是必修課！

即使這些課程看似不重要，但卻非常有意義。這些被治療師選中的活動必有其被選中的特殊原因，且必須和個案的治療相關。為了達到這個目的，我們運用**活動分析**（activity analysis）將每個活動切開且縮小至構成要素，包括：適當的年齡和性別、個案的興趣和慾望，以及實際表現這個活動時符合實際的期望。Trombley（2002）陳述活動分析：「是職能治療師重要的程序技巧之一，職能治療師分析活動是因為他們想知道：(1)個案在擁有某種能力時，是否可被期望進行這個活動；(2)活動是否可以挑戰這個潛力或行為能力，並因此增進這個潛力或行為能力。」（p. 262）

51　　舉例來說，讓我們看看編籃技藝這項活動。這看似簡單的活動，如果我們將其拆解開來看，會發現其實這項技藝非常複雜，為了編織一個籃子，我們必須探究為數眾多的因素，包括所需的肌力、手指和手所需的感覺、手臂所需的關節靈活度，以及所需的視力等等。其他要考慮的因素還包括文化要素，也就是個案所從事的這項活動是否被社會所認可，且個案一開始是否想從事這項活動？

另一門在職能治療課程中常見的課程是：**人類成長和發展**（human growth and development）。這門課或課群密切注意人類從出生到

成年期和老年的發展。許多焦點都典型地放在幼兒期初期，除了探討生理變化外，還討論心理層面的發展，也討論如：皮亞傑（Jean Piaget）、艾利克森（Erik Erickson）和沙利文（Harry Stack Sullivan）等發展理論，這些資訊是非常重要的，因為有效的職能治療介入必須考慮到個案的發展程度。

輔具、義肢和輔助科技

隨著教育金字塔的繼續往上攀升，我們加入**輔具**（orthotics）、**義肢**（prosthetics）和**輔助科技**（assistive technology）的課程。輔具是設計用來固定身體的部位或促進功能的裝置，Deshaies（2002）將輔具定義為：「加裝在人體上的任何醫療裝置，用以支撐、排列、定位、固定、防止或矯正畸形、協助虛弱的肌肉或改善功能。」（p. 314）這些裝置常被稱為副木（splints）或支架（braces）。

輔具原是以金屬和皮革製成的複雜裝置，是以皮帶和鉚鑲固定。現代大部分的輔具則是以可加熱的低溫熱塑性材質製成（讓它變得更易彎曲），以身體受影響的部位當模型，等器材冷卻後，就恢復原本堅固的材質，通常會以魔鬼沾固定。

副木可以是靜止或動態的。靜止的副木是非常簡單的設計，是用來固定一處關節或身體的部位。所謂靜止，當然是表示不動的；因此，當你為骨折的骨頭上副木時，就是固定骨折的骨頭。這類副木使用於骨折時，用來固定手術後的關節，或幫助減輕關節炎的疼痛（參見圖4-5）。

另一方面，動態的副木通常是簡單的鉸鏈裝置或滑輪系統，允許少量的動作，是設計用來促進功能的，例如：**肌腱副木**（tenodesis splint），讓頸椎第六、第七節受損的患者、四肢麻痺患者和沒有手指動作的人（但可主動伸直他們的手腕）以肌腱作用（tenodesis）的

52

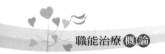

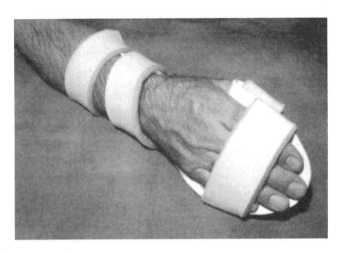

《 圖 4-5　手部副木用來固定一處關節或身體的部位，也可
　　　 用來增強虛弱或癱瘓的身體部位的功能

自然現象抓住物體。當你主動或被動地彎曲手腕時，你可以發現手指
肌腱會伸直且張開，這讓放開物品變得容易但卻不易握住物品；當你
伸直手腕時，你也可以發現手指會有些許彎曲。這樣的概念常被運用
在合氣道和其他武術中，而肌腱副木就是要讓使用者在穿戴副木時，
可以抓放物品。

　　義肢是世界上最老的專業之一，有虎克船長（Captain Hook）和
木腿彼得（Peg Leg Pete）為證。義肢是一種因功能性或裝飾性的理
由而被使用於代替身體部位的裝置，常見的功能性義肢如人造腿或人
造手，假牙也被歸在這一類中（雖然這些也可被歸在裝飾性義肢的類
型）；裝飾性義肢包括人造眼珠、胸部〔進行**乳房切除術**（mastec-
tomy）之後〕和睪丸〔進行**睪丸切除術**（orchiectomy）之後〕。正式
來說，職能治療師通常只處理人造手臂和人造手；職能治療師也經手
假牙，把假牙放進嘴裡或取出，並保持假牙的清潔。

義肢手臂能夠以對特定手臂動作敏感的皮帶進行控制，也可以用肌電（myoelectric）的。肌電義肢是被擺在神經上的電極所支配，且會對使用者自身的神經衝動做出反應；像電影「機器戰警」（Robo-Cop）裡那種超神奇的義肢，未來也不是遙不可及的事！雖然義肢是大量製造且由義肢矯型師進行安裝，但職能治療師通常是教導使用者如何在穿著義肢時執行日常生活活動的人。

輔助科技

輔助科技有時候稱為適應性設備（adaptive equipment），是幫助殘障人士獨立且輕鬆地完成每日日常活動的器具。輔助裝置的範圍可以是很簡單地如增加叉子握把的直徑，以便讓有關節炎或肌肉無力的人可以握住叉子且自我進食；也可以是較高科技的產品如使用吹吸開關，透過吹氣和吸住管子操控電動輪椅，或從床上、輪椅上操控環境控制系統。

物理因子儀器

近年來，有愈來愈多的職能治療學生被教導使用**物理因子儀器**（physical agent modalities, PAMs），這些儀器包括使用冷熱、石蠟浴（paraffin baths）、超音波和電刺激（electrical stimulation, e-stim）。這些在傳統上是屬於物理治療的範圍，然而兩種專業間的某些層面有逐漸融合的趨勢，例如，職能治療師開始大量使用物理因子儀器，雖然職能治療師和物理治療師使用相同的儀器。但使用儀器的理由卻不同。美國職能治療協會在 *Physical Agent Modality Position Paper*（1997）中聲明：

> 物理因子儀器被職能治療師作為附屬物使用或為有目的

53

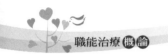

的職能活動做準備時，可用以提高職能表現，而此職能治療師必須持有理論背景的證明文件，且有安全的技術和能將儀器融入職能治療介入計畫的能力。（p. 871）

美國職能治療協會（1997）將物理因子儀器定義為：「那些透過光、水、溫度、音波或電的運用，造成在軟組織反應的儀器。這些儀器包括下列數項，但不以此為限，例如：石蠟浴、熱敷包、冰敷包、微粒療法、對比浴、超音波、漩渦池（whirlpool）和電刺激。」（p. 870）讓我們一一來討論。

石蠟浴是使用液態蠟針對小關節提供熱度，通常是手和腳的小關節。將患部（手或腳）快速浸入液態蠟中，然後讓其風乾，通常可用以舒緩關節炎的疼痛，此步驟需重複數次以累積蠟層來提供更多熱度，接著把手包裹在塑膠袋中約二十分鐘，通常會在蠟中混入某種油，以便能輕鬆地把蠟剝開。這項治療的附加效果是讓皮膚變好且滑順，你會讓每個人都很忌妒！因為疼痛被舒緩了（雖然是短暫的），所以個案可以較好的狀況參與功能性活動。

熱敷包〔也被稱為熱敷袋（hydrocollator packs）〕是在華氏104-113°的**熱敷機**（hydrocollator）中加熱的厚護墊（Bracciano & Earley, 2002），且通常會應用於大範圍。熱敷包的溫度非常高，所以具備使用上的安全知識是非常重要的。

冰敷包的使用，也被稱為**冷凍療法**（cryotherapy）（因為大多數人在接受此療法時哭了，因此而命名──這只是玩笑話，事實上cryo是冷的意思），適用於減輕疼痛、腫脹或水腫。或許你還記得基本的急救課程，應該都是先在扭傷處冰敷，為什麼？因為這可以預防腫脹。

54 **對比浴**（contrast baths）是從非常溫暖的水中移動到非常冷的水

中的簡單過程，目的在於減輕疼痛。藉由此種方法，可讓大腦的疼痛中樞困惑，讓它不知如何思考。事實上，這種方法引發抽吸作用進而增加血流，也因此減輕腫脹和疼痛。

微粒療法（fluidotherapy）是將質地超細的玉米皮懸浮在熱空氣中（華氏 105-118°），然後將其吹到所有受影響的肢體周圍，是一個提供疼痛緩解且同時允許關節活動的過程（Bracciano & Earley, 2002）。聽起來好像很髒亂，但這過程是在密閉的容器中進行，也就是個案將手伸進容器中；或許必須真的親身經歷才能完全領會。

以上所有的療法都是**淺層熱能因子**（superficial heating agents, SHAs），因為都是使用在皮膚且作用在淺層的組織上，也被稱為**淺層物理因子儀器**（superficial physical agent modalities, SPAMs），但千萬不可和那些罐頭裡的假肉製品（美國罐頭品牌也叫 SPAM）或那些可怕、不想要的電子郵件混淆。另外有兩種療法是針對較深層的組織：治療性超音波和電療。

治療性超音波（therapeutic ultrasound）是透過超音波產生深層熱度造成熱能在深層軟組織中累積，可以減輕疼痛且促進癒合，也可以促進功能順暢（Bracciano, 1999）。

電療（electrotherapy）是使用電流達成數個目的，包括疼痛控制、肌肉促進、水腫削除等等。電療的種類包括：神經肌肉電流刺激（neuromuscular electrical stimulation, NMES）、**經皮神經電刺激**（transcutaneous electric nerve stimulation, TENS）、**功能性電刺激**（functional electrical stimulation, FES）、**肌肉電流刺激**（electrical muscle stimulation, EMS）和**離子電泳法**（iontophoresis）（Bracciano & Earley, 2002）。Bracciano 和 Earley（2002）詳細描述這些療法：

- 神經肌肉電流刺激是使用脈動輪替電流透過刺激未受損傷的周邊神經，以活動肌肉，引起肌肉反應。神經的刺激被用來減輕

55

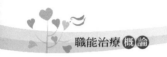

肌肉痙攣、增強肌力，且讓肌肉抽吸，進而減輕水腫。神經肌肉電流刺激也可以用在肌肉再教育和預防肌肉萎縮。

- 功能性電刺激是神經肌肉的促進目標肌肉群的活動，以作為骨骼的替代或促進功能性活動的表現。功能性電刺激經常使用於中風後患有肩關節半脫臼（subluxation）或垂足的個案。

- 經皮神經電刺激是指在疼痛控制中使用的許多不同種類的刺激器。經皮神經電刺激使用淺層電極，目標在於止痛而非動作反應。

- 肌肉電流刺激是用在去神經肌肉上的電刺激，以促進發育和預防肌肉萎縮、退化和纖維的纖維化。肌肉電流刺激可在減輕肌肉萎縮的同時，促進神經重生和肌肉的神經重新分布。

- 離子電泳法是使用低伏特的直接電流而達到離子化，一般都在將藥物敷在組織上時使用。離子電泳法通常使用於發炎症狀的治療或疤痕的組成和管理。（p. 431）

疾病和康適

　　課程的焦點放在會侵襲人體的疾病，並描繪出這些疾病的徵兆和症狀，同時也指出有效的醫學治療和職能治療如何介入，以協助個體不受疾病的影響而從事職能。舉幾個例子來說，這些疾病包括：多發性硬化症（multiple sclerosis, MS）、格林巴利綜合症（Guillain-Barré syndrome）、癌症、糖尿病、心臟病、慢性阻塞性肺病（chronic obstructive pulmonary disease, COPD）和關節炎。疾病包括生理和心理兩方面，而課程的學習通常涵蓋一生中所有階段的疾病，從出生至絕症到死亡。為了應付疾病的過程，必須先了解疾病，就像武術大師李小龍在 1973 年發行的影片 *Enter the Dragon* 裡說的：「絕對不要將目光從你的對手身上移開。」

　　另一個和疾病相關的領域是健康或**康適**的提升。為了提升康適以對抗疾病，我們必須教育個案如何活出健康的生活型態，內容包括一般的題材，例如：節食和運動、定期健康檢查和其他類似的領域；但在現今社會包括：教育人們適度行使習慣，例如：尼古丁、酒精和娛樂性藥物的使用。康適也包括教育個案安全的性行為，例如：保險套的使用或禁慾，以避免感染像愛滋病（HIV）、肝炎、披衣菌——當然還有老式的梅毒和淋病——等性病（sexually transmitted diseases, STDs）。

56

　　除了上述項目外，職能治療在康適的主要焦點應該還要包括達到工作、自我照顧、玩樂和休閒、休息和睡眠間的平衡，以及在日常生活中執行有益的職能。畢竟這些都和職能治療這項專業相關。

研究、倫理學、理論和臨床推理

　　初級的職能治療系學生（學士或碩士學位）大部分至少會修一堂研究方法的課（職能治療生通常不用修這類課程）。研究在任何專業領域都非常重要，因為它可以定義工作和提供證據，以證明它對世界的重要性。Portney 和 Watkins（2000）聲稱：「臨床研究是一個調查事實和理論的結構性過程，是一種回答問題的方式，可以以系統性和客觀的方式檢驗臨床症狀和結果，並建立臨床現象間的關係，然後提供刺激以改善執行的方式。」（p. 4）研究需要具備統計學的知識好執行研究（很抱歉提到統計學），有些治療師喜好從事研究並將其職業貢獻於此，我祝福他們！

　　在靠近金字塔頂端的是**倫理學**（ethics）的課題。這在任何專業領域都是重要的議題，然而，當你時常和其他人在親密的層面上互動時，倫理學的課題就變得最為重要。倫理學和研究關係密切，研究者必須在其執行的研究類型中謹防不道德。

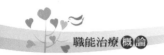

倫理學指的是道德倫理的課題：什麼是對的，什麼是錯的。倫理對社會而言，一直是很重要的，在近年來，倫理在政治和醫療上也都受到嚴格的審查。或許倫理學概念中最重要的是在治療個案時「不傷害」個案，理想的職能治療從業人員在專業關係中和個案互動以及治療個案時，必須永遠做正確的事。

最後，將這些資訊連繫在一起的是職能治療理論。一個理論的基礎是非常重要的，因為它允許從業人員組織其介入（Sabonis-Chafee & Hussey, 1998）。職能治療理論建立在從所有職能治療課程中所學到的知識，且將這些知識連結在一起，形成強壯、完整的結構。職能治療不但汲取道德治療運動的基礎知識，連同二十世紀和二十一世紀的研究也一併汲取。

雖然許多學生在聽到理論這個名詞時會翻白眼，但從業人員還是必須知道一些理論基礎及其運作的內容。Crepeau 和 Schell（2003）指出：「理論對沒經驗的新從業人員而言是特別重要的。」（p. 206）Ottenbacher（節錄自 Crepeau & Schell, 2003）指出：理論是「當它協助治療師預測治療中會發生什麼事時是最有用的」。（p. 205）若是沒有理論基礎，治療師可能經常會在治療中執行氣球方法——也就是吹一顆氣球，接著讓它飄走，然後不知道氣球會飄到何處。大體上，理論讓我們有依靠且能集中精神。

所有的職能治療學系都會提及理論架構，但就初級的職能治療系而言，更加地強調理論。初級的職能治療師被期待可以奠基於理論基礎，而職能治療生則是在最全面的狀態下執行治療計畫的技術人員。

和理論息息相關且合併所有新知識的是**臨床推理**（clinical reasoning）。根據Schell（2003）的說法：「臨床推理是被從業人員用來計畫、指導、執行和反省個案照顧的過程。」（p. 131）Punwar 和 Peloquin（2000）宣稱：臨床推理允許治療師「根據觀察、知識和經驗

進行判斷，藉由所累積的經驗，治療師通常可以知道哪個目標對個案是最重要的，以及哪些治療性活動可能是最有意義的。」（p. 103）

Mattingly 和 Flemming（1994）認為：臨床推理的概念是複雜的且抗拒簡單的定義或解釋（這就是為什麼他們寫了一整本和臨床推理相關的書）。他們相信：

> 要談論治療師如何思考，就必須考慮治療師所想的是什麼、他們看個案時所理解到的是什麼、他們注意的中心問題是什麼、他們忽視的是什麼、他們如何描述個案的生理問題，以及他們認為個案是什麼樣的人。（p. 9）

Lewin和Reed（1998）假設：「有影響力的治療師必須延伸其思考，超越現有的狀況」（p. 5），且實際上必須要能跳出框架、有創新的思想，且能在全景中看到大局和知覺的榮耀。概括地說，臨床推理包含看待個案為一個獨特的人，且精確地決定所使用的治療方法將如何影響這一個體。臨床推理最終是很難定義的，且只能憑多年的臨床經驗而成為直覺；有人說臨床推理是教不來的，但可以被學會。在某種程度上，這和在「區域」中的跑者和運動員是相似的——這概念很難解釋，除非你親身經歷過。 *58*

實習與真實的世界

在完成所有教學的課程時，學生被放到真實的世界，且最後幾個月的教育時間將在接受督導的臨床實習中度過。這裡應該指出他們在等級一的實習中，就已嘗過一點真實世界的味道；然而，最後這個階段或等級二臨床是去蕪存菁的過程，會先典型地將學生依兩種不同型

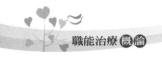

態的臨床環境劃分成兩個不同的群體。對於技術層級的職能治療生學生而言，每次臨床實習為期八週，而初級職能治療學生的臨床實習則是十二週。有些學校會要求三次實習，但大部分的學校只要求兩次。

學生在這些臨床實習中治療「真實」的人，且把書中所學到的所有知識（或記得的）運用到真實世界的經驗中。這對學生而言，通常是很恐怖的景象，學生會覺得時常被放到顯微鏡底下觀察。有一次，有個學生對我說：「你知道嗎？不論你讀了多少書，聽了多少課，或考過多少試，沒有任何事情可以幫你對面對真實世界做準備。」她絕對是正確的！

在成功地完成所有課程和臨床作業後，學生便畢業了，且具有參加認證考試或註冊考試（兩者皆由全國職能治療認證會舉辦）的資格，如此一來，成功的申請人便分別成為認證職能治療生或註冊職能治療師。

當大眾的年齡逐漸老化，尤其是戰後嬰兒潮世代，醫療照護行業將持續以倍數擴增，且其中的成長將包括所有的專職醫療專業，尤其是職能治療。預期至 2010 年時，註冊職能治療師和認證職能治療生兩者的工作成長率會比所有職業的平均值高出許多（www.collegegrad.com）。

成為有影響力的治療師所須具備的人格特質

59

並非所有人都有成為優秀又有影響力的職能治療師所必備的技巧；除了要能融會貫通所有的教育基礎，還必須擁有良好的人際技巧。若是治療師無法和個案有所交集，那麼醫病關係就不存在，治療師便無法發掘個案最大的潛力。讓我們檢視成為優秀的治療師所需具

備的特性。

◎ 情緒智商要素

這是我個人長久以來主張的論點，是成為優秀的職能治療師最需具備的部分，而不僅只是擁有好成績而已。事實上，透過日常觀察，我注意到那些在學術上表現優秀的學生——就我個人的淺見來說——經常是最糟糕的治療師。雖然當個會讀書的書呆子對任何專業領域來說都是重要的，但還有其他重要的因子需要被考慮。Daniel Goleman（1995）將這些特點稱為情緒智商（emotional intelligence），包括：有效地理解他人、與他人互動良好、自我意識、衝動控制（impulse control）、百折不撓，以及發展良好的同理心。

雖然情緒智商對生活中的所有層面都很重要，但當你每天和高風險的個案一起工作時，情緒智商便是最重要的。職能治療中最重要的一環，是促進治療性過程和鼓勵個案盡其所能，但若人際關係技巧差，就無法順利進行這重要的過程。

在情緒智商的所有層面中，我相信最重要的是同理心。同理心是指：「對他人的感覺或想法感同身受的能力，而非憐憫或憂傷的反應。」（Punwar & Peloquin, 2000, p. 96）同理心對有些人而言，可能是與生俱來的，但大多數人可以藉由學習獲得（不喜歡交際的人例外，這些人沒有同理心）。然而，學習的過程可能需要數年、甚至是終身，且可能包括大量的反省和情感上的痛楚。

一個人若不具有同理心則無法成為有影響力的職能治療師。我說的再清楚不過了：若你不是一個有同理心的人，你和你的個案將會有不幸的後果。有些人天生就比其他人更有同理心，這並非是壞事，端視個人所選擇的專業為何，然而職能治療這項專業需要同理心。

我喜歡將自己想成是非常有同理心的人，這在我所選擇的職能治 *60*

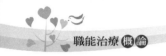

療專業中運作良好。然而，我若是警察或矯正官，具有同理心就行不通了，因為我的同理心會和這些工作的性質有所牴觸，我或許會讓罪犯逃走、讓犯人做出傷害我的事或允許罪犯脫逃。

良好、有效的溝通技巧和同理心密切相關，大部分的溝通包括有效、主動的聆聽。每個人都希望可以被傾聽，沒有任何事比只聽一半或誤解對方的意思更能快速破壞一段關係。這曾在你身上發生過嗎？這讓人很不愉快，不是嗎？有效的聆聽不只是常識（common sense），也關係到錢（common cents）；有研究指出：個案比較有可能告那些他們覺得沒有在傾聽他們說話的醫師或醫療照護人員。

所以，你要如何讓對方感受到你真的有積極地聆聽他的話？答案其實很簡單：那就是身體的語言、確認和澄清。

身體的語言暗示你真的有傾聽對方的話，且對其所說的內容非常感興趣。因此，你必須看起來像很感興趣的樣子，看起來很感興趣的樣子通常是你要做出和對方相似的姿勢（例如：她坐著，你也坐著），然後身體傾向對方，且呈現有眼神接觸的臉部表情，若你在對方說話時做筆記或讀報紙（有些男人從沒這樣做過），你將無法傳送感興趣的這個訊息，最後也會得不到任何合作。

確認包括簡單地讓對方知道你在傾聽，最好的確認方式就是重複對方剛剛說過的話──可以是一字不漏或用自己的方法說出來，重複對方說的話以此確認你認真傾聽的事實；這個技巧稱為鏡映（mirroring）。

澄清某件事意謂將事情弄清楚。當你和他人談話時，你澄清你以為你聽到的話，以確定你聽到的是他所想要說的。

舉例來說，若我們在觀察一位治療師和一位新個案間的互動，我們可能目擊這樣的場景：

治療師：「嗨，Roberts 先生，你今天過得如何？」

個　　案：「我想，還好吧！」

治療師：「你想，還好吧？」（鏡映／確認）

個　　案：「嗯，我昨晚沒睡好。」

治療師：「你昨晚沒睡好？」（鏡映／確認）

個　　案：「是啊，我因為背痛一直醒過來。」

治療師：「你因為背痛一直醒過來？」（鏡映／確認）

61

個　　案：「對啊！」

治療師：「所以你今天狀況不佳，是因為你背痛所以昨晚睡
　　　　　不著。」（確認）

個　　案：「是的，不過我的背現在不痛了。」

治療師：「你的背現在不痛了，那你想跟我做些運動嗎？」
　　　　　（確認）

個　　案：「好，我想應該可以。」

治療師：「好！讓我們開始吧！」

　　藉由一字不漏地重複個案所說的話，治療師讓個案知道自己有被
傾聽。若你有注意，你會發現治療師經常這樣做，而且每次不用逼
問，就可以從 Roberts 先生那裡得到更多的訊息。在幾次鏡映後，治
療師便澄清 Roberts 先生的意思，確定自己了解 Roberts 先生，而 Ro-
berts 先生也感到被了解。

　　當人們覺得自己被傾聽、被了解，便開啟了良好的溝通管道，且
這通常可以讓治療師和個案雙方間的合作更好。

　　傾聽通常是被假設且往往是理所當然的。我們大多數人都認為自
己是良好的傾聽者，但悲哀的事實是，我們大多數人實際上是很差勁
的傾聽者。在 Simon 和 Garfunkel 著名的歌 *The Sound of Silence* 中寫

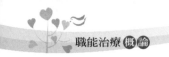

道：「在燈火中我看到一萬人，或許更多，人們沒有說話地交談著，沒有傾聽地聽著……」所以有效的傾聽是一項艱難的工作，且需要不斷地練習。

本章摘要

　　本章呈現職能治療師和職能治療生的教育條件，也指出初級職能治療師和職能治療生的不同處。被堆疊而成的金字塔代表教育的過程，其基礎包括：解剖學、神經科學、人體運動學、心理學、團體過程、人類成長和發展。金字塔的上半部包括：輔具和義肢、疾病的過程、活動分析、輔助科技、倫理學、臨床推理、病人互動，以及提升促進職能角色的表現。情緒智商的概念和有效地傾聽技巧，被視為是優良職能治療師兩個最重要的特點。

---

⁶² **參考文獻**

American Occupational Therapy Association (1997). Physical agent modalities position paper. *American Journal of Occupational Therapy. 51* (10), 870–871.

Anderson, K., Anderson, L., & Glanze, W. (Eds.). (1997). *Mosby's medical, nursing, and allied health dictionary* (5th ed.). St. Louis, MO: Mosby.

Bracciano, A. (1999). Therapeutic ultrasound: Sound information for the occupational therapist. *OT Practice, 4*(1), 20–25.

Bracciano, A., & Earley, D. (2002). Physical agent modalities. In T. A. Trombly & M. V. Radomski (Eds.), *Occupational therapy for physical dysfunction* (5th ed., pp. 421–441). Philadelphia, PA: Lippincott Williams & Wilkins.

Cameron, M. H. (1999). *Physical agents in rehabilitation from research to practice*. Philadelphia, PA: Saunders.

Crepeau, E. B., & Schell, B. A. B. (2003). Theory and practice in occupational therapy. In E. B. Crepeau, E. S. Cohn, & B. A. B. Schell (Eds.), *Willard and Spackman's occupational therapy* (10th ed., pp. 203–207). Philadelphia, PA: Lippincott Williams & Wilkins.

Deshaies, L. D. (2002). Upper extremity othoses. In C. A. Trombly & M. V. Radomski (Eds.), *Occupational therapy for physical dysfunction* (5th ed., pp. 313–349). Philadelphia, PA: Lippincott Williams & Wilkins.

Goleman, D. (1995). *Emotional intelligence: Why it can matter more than IQ.* New York: Bantam Books.

Lewin, J. E., & Reed., C. A. (1998). *Creative problem solving in occupational therapy.* Philadelphia, PA: Lippincott.

Mattingly, C., & Fleming, M. H. (1994). *Clinical reasoning: Forms of inquiry in a therapeutic practice.* Philadelphia, PA: F. A. Davis Company.

Portney, L. G., & Watkins, M. P. (2000). *Foundations of clinical research applications to practice* (2nd ed.). Upper Saddle River, NJ: Prentice Hall.

Punwar, A. J., & Peloquin, S. M. (2000). *Occupational therapy principles and practice* (3rd ed.). Baltimore, MD: Lippincott Williams & Wilkins.

Sabonis-Chafee, B., & Hussey, S. M. (1998). *Introduction to occupational therapy* (2nd ed.). St. Louis, MO: Mosby.

Schell, B. A. B. (2003). Clinical reasoning: The basis for practice. In E. B. Crepeau, E. S. Cohn, & B. A. B. Schell (Eds.), *Willard and Spackman's occupational therapy* (10th ed., pp. 313–339). Philadelphia, PA: Lippincott Williams & Wilkins.

Trombley, C. A. (2002). Occupation. In T. A. Trombly & M. V. Radomski (Eds.), *Occupational therapy for physical dysfunction* (5th ed., pp. 255–281). Philadelphia, PA: Lippincott Williams & Wilkins.

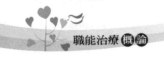

職能治療師在何種場合工作?

本章目標

讀完這個章節後,讀者應該能:

◉ 對心理社會執業領域的職能治療師和職能治療生角色有基本的理解。

◉ 對生理障礙執業領域的職能治療師和職能治療生角色有基本的理解。

◉ 對小兒和學校系統執業領域的職能治療師和職能治療生角色有基本的理解。

◉ 對非傳統執業領域的職能治療師和職能治療生角色有基本的理解。

引言

就如同我在第四章所提及的,社會對職能治療師的需求很高,且一直到 2012 年以後的需求量還會不斷成長(www. collegegrad.com);職能治療師能找到的工作場所非常多,新執業領域的開發會不斷地隨著服務的需求而成長。本章將先討論較傳統的領域,然後討論一些非傳統的領域,再以未來可能出現的執業領域做結尾。

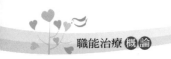

心理社會工作

職能治療起源於道德治療運動，深受精神病學的影響，因此我將從心理社會領域開始談起。許多患有精神疾患或有情感問題的人很難在社會中工作，而需要許多專業的協助，這其中包括職能治療師。

精神科職能治療師能在許多方面協助病人。在眾多方式中，有一種是學習在團體關係中，如何和其他人一對一互動；這看起來可能很簡單，但很多人無法和他人相處。這些一對一或小團體的聚會，可能只是單純的談話或圍繞著一個活動進行，例如：做手工藝品或烹飪。這些聚會可以幫助參與者學習在團體動力裡的規則和角色，並幫助參與者學習有益的社交技巧。

另一個重要的領域是時間管理（參見第三章）。許多人宣稱自己有時間管理方面的問題，但精神病患者在這方面確有極大的問題，導致他們完全無法正常生活、獲得或維持一份工作、建立有意義的關係，或享受嗜好。而職能治療師可以協助病人在特定的二十四小時內安排自己的時間，並納入工作、自我照顧、玩樂和休閒、休息，以及睡眠間的平衡，這也就是 Adolf Meyer 和 Eleanor Clarke Slagle 所指的「習慣訓練」。

其他職能治療領域的介入，僅舉數例如下：自我照顧技巧的訓練、放鬆訓練和憤怒管理訓練等。這些領域是我們大多數人視為理所當然的，但對患有精神疾患或有情感問題的人而言，這些都是每日重大的問題，解決這些問題的能力便是職能治療介入的焦點。

可悲的是，只有少數幾位職能治療師還在精神科領域工作；許多精神科專家都退休了，而年輕的治療師不從事這個領域。事實上，在*65* 心理衛生領域工作的職能治療師占所有治療師的 5%，結果導致大量

的病患未能獲得職能治療的益處，職能治療漸漸被活動治療師或娛樂治療師（recreational therapists）所取代。假如精神疾患的治療和重返社會有重大的改變，我相信精神科領域的職能治療一定會復興。

生理殘疾

職能治療專業領域和醫療照護沾上邊是在第二次世界大戰後幾年，因為大多數的職能治療從業人員都在醫院、復健中心、門診和居家照護機構中工作。我們將一一檢驗這些領域。

在急症照護醫院工作的職能治療師可能會遇到各式各樣的疾病，包括：腦血管猝變（cerebral vascular accidents, CVAs）或中風、骨科問題（例如：骨折和關節置換）、燒燙傷，以及心臟科的病人。在醫院裡的治療通常是短暫的，因為病人通常很快就出院（還記得預期性給付制度嗎？），然後被轉送至另一個照護層級，例如：住院復健（inpatient rehabilitation）、門診復健（outpatient rehabilitation）、居家護理，或長期照護。

住院復健

住院復建中心把焦點放在從每個病人身上獲得最大的成果，且病人基於潛在復原能力良好而經常被這些中心所接受。在這裡被診察的病人和在急症照護醫院中的病人很類似：通常是中風、關節置換術後和病情穩定的心臟科病人。其要旨是將病人復健至最佳狀態，然後將他們送回家，隨後的照顧則來自居家照護或門診。住院復健的療程傾向於極度的劇烈且有結構；住院病人接受職能治療人員（和其他專業）的照護，可能一天二至三小時、一週五至六天。

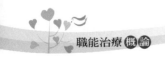

門診治療

門診主要是服務那些不需要住院照護和可以離家到診所的人，這些人可能包括：已經完成住院復健或居家照護的人，或那些活躍且仍在工作卻因特殊問題而需要治療的人，有可能是手傷、重複性壓迫症（repetitive stress disorders）、中風後遺留的問題或心臟復健。門診病人到診所接受治療，然後在治療後回家。

許多門診提供工作強化方案，包括治療那些無法工作或工作有困難的人。從某種意義上來說，工作強化其實就是職能治療，是治療師特別與個案進行治療，以讓個案能重回工作崗位。

工作強化的內容可包括肌肉強化和耐力訓練，能協助個案進行工作。模擬工作的活動可由簡單至困難分等級，以協助個案有效執行工作所需的能力。

工作可以被檢視且可依能促進成功執行的方式改進，例如，在現今社會，使用電腦是許多（大部分）員工工作的一部分。長期使用電腦的結果是許多人出現重複性壓迫傷害，也就是一般俗稱的腕隧道症候群（carpal tunnel syndrome, CTS，參見第九章），這看似無害的症狀若沒有及時治療，則可能引發劇烈的疼痛和肌肉萎縮。許多員工因此被迫停止工作——至少得短暫停工，直到症狀因開刀解決或自行復原為止。

患有腕隧道症候群的個案可能到職能治療進行肌肉強化，為受傷的手或雙手做副木，以及使用物理因子儀器如超音波治療。而工作強化也被運用至個案身上，讓個案能盡快回到工作崗位，並透過教育和建議的施行來預防症狀的復發。為了能實現這一點，治療師教導個案較正確的坐姿、使用背部支撐系統和腳踏墊。另外，治療師也可能建議使用電腦鍵盤時，使用手腕護墊，或將傳統的鍵盤換成人體工學鍵

66

盤以減低手腕的壓迫。

居家照護

居家照護主要是提供那些不適合住院復健但被歸類為「無法出門」（homebound），且不能外出到門診治療的病人。無法出門一詞指的是，無論什麼原因，病人都無法輕易出門接受治療；這可能是因為病人長期臥床或以輪椅代步、行走不安全（例如：時常跌倒），或有其他疾病使得離開家成為禁忌（例如：不建議），無法出門也不能開車的病人必須為交通工具做適當的安排。

無法出門的病人可能因為多種理由而需要多元的職能治療服務，而居家照護職能治療的終極目標就是要協助個案為另一等級的照護做準備，例如：住院或門診照護；或讓個案的能力發揮至極限，以便在家中無論有或沒有協助的情況下，都能獨立且安全地生活。

長期照護

我們都會變老，這並不是祕密。我們當中有許多人達到生命中的某個點時，可能會因年齡、意外或疾病，讓我們無法輕易或安全地照顧自己。當這個情況發生時，若沒有朋友或家人可以協助我們的需求，我們當中有許多人會住進長期照護機構。

不論機構的型態是照顧住宅（assisted living facility, ALF）或護理之家（skilled nursing facility, SNF），絕大多數的住戶都需要職能治療的介入；這介入可能只是簡單地改造一枝筆以協助某人握筆簽名，或製作副木以減輕風溼性關節炎所帶來的疼痛。不論年齡，每個人都有需要和權利透過職能的實施來參與生活。

67

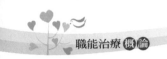

小兒與學校系統

　　另一個相當大的領域是小兒科或和小朋友一起工作。令人悲傷的是，並非所有小孩出生時都是健康完美的；許多小孩因為產前（在懷孕時、生產前發生）、出生時（發生在生產過程中）和產後（發生在出生後）的困難，而有發展性問題，例如：脊柱裂（spina bifida）、腦性麻痺（cerebral palsy, CP）、自閉症（autism）、智能不足和亞斯伯格症候群（Asperger's syndrome, AS）等等。有些新生兒的母親有毒癮或酒癮，因而造成出生缺陷，而有些則遭受傷害，例如：因為受虐或忽略而生的嬰兒搖晃症候群（shaken baby syndrome, SBS）、燒燙傷、營養不良和骨折。還有更多兒童癌症的受害者，例如：血癌。不論傷害為何，這些孩童都需要協助，讓其能以正常的舉止成長且能盡其最大的能力在社會中生活。

68　　許多孩子在特別的治療中心接受治療，例如在像 St. Jude's Hospital 或 Shriner's Burn Hospital 這樣的兒童醫院。職能治療介入可能包括正常發展模式的增進、神經發展治療訓練（NDT）、副木製作和關節活動度（range of motion, ROM）。當情況允許時，也會運用遊戲活動以達成目標。

　　對於學齡孩子（通常指五歲以上），職能治療可以透過學校系統實施。在 1975 年，公法（Public Law）PL 94-142 **殘障兒童教育法案**（the Education for All Handicapped Children Act）讓所有的孩子都可以接受公立學校教育——不論其是否殘障。1997 年，公法 PL 105-17 **身心障礙者教育法案**（the Individuals with Disabilities Education Act, IDEA）為那些有特殊教育需求的學生而創立。在這些體制下，職能治療師試圖運用技巧協助孩子參與教育過程，這些技巧包括：手寫訓

練、使用輔助器材、進食、穿衣和如廁訓練。

其他執業領域

雖然大多數職能治療師和職能治療生在心理衛生、生理殘疾和小兒的傳統領域工作，卻也有其他在較不尋常的領域裡工作的。事實上，職能治療師可以治療任何經歷職能角色瓦解的人，因此，這為職能治療師和職能治療生開啟了豐富的未來工作領域，這些領域通常被稱為「非傳統」的執業領域，包括：安寧照護、監獄、遊民收容所和婦女收容所。

安寧照護及安寧緩和療護（hospices and palliative care）

安寧照護工作對我個人而言是很親近的，因為我在此領域中工作超過二十多年。安寧照護是 1960 年代晚期起源於英國的一個概念，是為了服務絕症病患及其家屬的需求。有人可能會認為（我曾這樣想過）：「職能治療師能為絕症病人做些什麼？這些病人不就要死了嗎？」

信不信由你，和患有絕症的病人一起工作，教會了我職能治療的真正意義，及其對於任何有職能角色缺損的人的重要性。若我能藉由允許病人參與自己所選的職能——基本上，就是幫助病人活到死為止——而改變一位絕症患者的生活，我便可以改變任何人的生活。

69

監獄

雖然只有少數幾位職能治療師在監獄系統工作，這卻是一個可以被這項專業大大服務的領域；監獄的存在是要懲罰那些違背社會法律的人，而這個機構的存在是有必要的。有些人認為我們應該「把犯人

鎖起來並把鑰匙丟掉」，然而，有許多或大部分的受刑人最後都會被釋放回到社會中，因此就產生了問題：「這些受刑人自由後要做些什麼？」這就是為什麼職能治療師扮演著重要的角色。

我在第一章曾指出，一個人若有過多的時間通常會犯法，且經常被送入監獄中；因為沒有能力可以有效地運用時間，再加上失業和藥物濫用，便造成犯罪行為，若這樣的個案在入獄前沒有學會如何有效地運用時間，你要如何期盼他們在出獄後能有效地運用時間？

我在第二章也曾指出，過去有許多精神病患者最後都被關進監獄裡，而非接受他們所需要的幫助。悲哀的是，不論是啟蒙時代或改革時期，歷史的巨輪不斷轉動且持續重演，目前在美國監禁的犯人中有許多人患有精神病，而監獄對他們而言並非是最好的治療。這些個案有許多人在被關前是遊民，且許多人在被釋放後，也將回到先前的生活型態。

那些在獄中服刑的人也和在外面的人一樣，可能會得到疾病或殘障——或許機率更高，像那些患有中風、心臟病和骨科問題的犯人，就需要復健。另外，許多在監獄裡的人有愛滋病毒或有愛滋病，其中也有許多患有癌症或其他絕症，且需要在最後的日子裡得到安寧緩和療護。

雖然監獄的真正目的在於懲罰，但我們不能期盼這樣的懲罰會帶給犯人在自由社會中生存所需要的技巧，可以讓他們不會再次違背法律而重回監獄。職能治療則可以幫助這些犯人復健，且在某些案例中，可以教導他們在社會規範裡運作所需要的技巧，並幫助他們適應外面的生活。

70 ◎ 遊民收容所

美國或許是人類史上最大的社會，卻有著黝黑且公開的祕密：遊

民。我們都知道這個問題，也都看過乞討的女士或酒鬼推著推車走過，並睡在任何一個空巷的紙箱裡，但我們卻不想要談及或確認這個問題。

許多遊民患有精神疾病，且其中有許多藥物濫用者。然而，有很多人是因為家庭超出其所能控制的因素〔例如：卡崔娜颶風（Hurricane Katrina）〕而被迫露宿街頭，這些人需要幫助與指引，使其能回歸正途。而遊民收容所可以為這些住在街頭的人提供安全的處所，職能治療師也可以幫助遊民重建自己且找到適合的工作。

婦女收容所

另一個成長領域是家暴受害者中心，來到這裡的婦女通常是在逃離虐待者後無處可去。這些婦女往往有孩子、較沒自信，且只有少許能讓他們獨立自主的技巧。

在這個場所工作的職能治療師可將焦點放在提升自尊、照顧孩子的技巧、時間管理的技巧和其他領域的活動上，不只可以幫助個案在生活上更獨立，也更能協助個案發展找工作和獲得工作所需的技能。

本章摘要

本章描述職能治療師可以找到不同職業環境的工作，傳統的場所包括：精神病院、住院和門診照護，以及居家照護等。

職能治療從業人員也可以在學校系統中工作，由於包容性的學校方案，讓職能治療被視為重要的學生服務。

而本章也討論了非傳統的場所，例如：安寧照護方案、監獄、遊民收容所，以及為家暴受害者所設置的婦女收容中心。

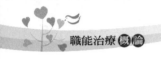

職能治療師如何融入醫療照護團隊？

本章目標

讀完這個章節後，讀者應該能了解職能治療師和其他醫療團隊成員、教育團隊間的關係，包括：

- 病人；
- 家屬／重要他人（significant others）；
- 醫師；
- 護士；
- 認證護佐（certified nurse aide, CNA）；
- 物理治療師；
- 聽力及語言治療師（語言治療師）；
- 治療性娛樂與活動治療師；
- 營養師；
- 職業復健諮商師；
- 老師。

◆ 引言

花了這麼多時間在告訴你職能治療專業是多麼美好，你一定想知道這項專業如何和其他醫療照護團隊相處，以及其

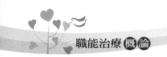

他的專業都在做些什麼。我們將在本章討論這些議題。

　　職能治療或任何其他醫療照護專業都無法照顧到病人生活的所有層面，這個過程需要團隊工作。團隊裡的成員沒有誰比誰重要，每個團隊成員都有其特殊專長可以為整體解決方案做出貢獻（參見圖6-1）。

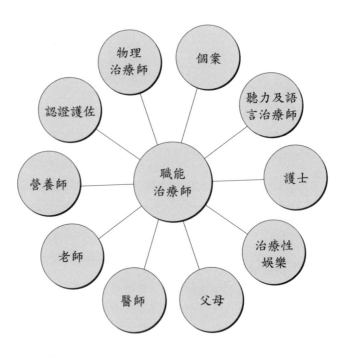

圖 6-1　職能治療師和其他專業的關係

病人

73

　　我從病人開始談起，因為病人是最重要的，也是整個團隊的中樞，但往往都不被列為團隊的一員；病人經常是團隊採取行動的對

象，而非被看待成和團隊互動的人。

讓我們從不同的角度來看。假設你擁有一家私人廣告公司，你被聘僱製作一支活動廣告，同時你的顧客願意付你一千萬美元。太好了！你馬上開始工作，你和活動的文案、編審、攝影師、平面設計進行討論，挑選模特兒、選擇拍攝場景，然後安排整個活動並將它放進雜誌、電視和電台播放。整個活動持續了八週，但你卻發覺你忘了一件事：在第一次會面後，你從沒再和客戶商量過。因此你打電話給她，請她出去吃午餐，但她對你相當生氣，因為整個活動和她想像的完全不同，她斥責你沒有在廣告播出前和她商議，她告訴你再也不會和你的廣告公司合作，她還會告訴每個人不要和你的公司合作。而雪上加霜的是，她告訴你，不久後你就會接到她律師的通知。

當然，你在沒有和個案商議每個步驟前，你都不會貿然行動，對吧？然而，在醫療上，個案通常是團隊中最後一個被通知或最後一個被諮詢的，且大多數（就算不是全部）的決定通常是由醫療團隊決定，而病人幾乎沒有參與任何意見。

你一定得站在病人的立場設想；或許你已經當過病人，你的醫生或治療師沒有詢問過你的感覺如何，就直接告訴你怎麼做，你甚至不被包括在團隊之內，你的感覺如何？你可能會覺得生氣、被遺棄，而且覺得孤獨。那你想要被如何對待？無疑地，你會想對那些影響你生命的決定給予意見；為什麼每個人不能有那樣的選擇？

家屬／重要他人

家屬和重要他人也是醫療照護團隊中非常重要的一部分，這些人和病人度過最多的時光，且將會為執行病人的醫療照護計畫負起部分或全部的責任。

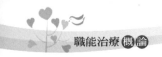

74　　　　和病人一樣，家屬通常是被遺漏在外的，醫療照護團隊可能在未和家屬或重要他人討論前，就已經做出和病人相關的決定，而上述這些人通常對醫學術語或「醫學慣用俗語」（medicalese）感到困惑，因為他們無法理解，且多數人對醫療人員感到害怕而很少問問題。

　　　另一方面，有時候是家屬和醫療人員達成祕密協定，家屬和醫療人員定期且開放地溝通，但病人卻對自己的病況細節毫不知情，這最常發生在重症或絕症的個案身上。每個人可能都相信隱瞞個案的預後應該是對個案最有利的做法，但這非但不公平，也是不道德的做法，所有的病人都有權利知道自己的診斷和預後，這在**安寧照護**（hospice）裡被稱為「**診斷誠實**」（diagnostic honesty）。但很不幸地，這很少被執行，而祕密的傳承還是每天都在上演。

醫師

　　　在以前，醫生曾是醫療照護團隊中最重要的一員，但現在，醫生雖然還是很重要，卻變得比較像管理者，負責將責任分派給其他成員。醫生必須對整體的治療計畫負責，而此治療計畫通常透過轉介或為特定服務寫處方箋的方式完成，包括職能治療。

　　　而現代化的醫療管理團隊，大部分會有**主治醫師**（primary care physician, PCP）處理一般的醫療問題；在以前，這樣的醫生被稱為家庭醫師。主治醫師通常負責診斷和治療一般人經常會得的普通疾病，但主治醫師也會像**守門員**（gatekeeper）一樣，為其他額外、特別的醫療服務把關，例如像**神經科**（neurology）、**復健科**（physiatry）、**腸胃科**（gastroenterology）、**精神科**（physiatry）等。

　　　任何醫生都可以為病人開立職能治療醫囑，然而，大多數的職能治療處方來自於主治醫師、**內科醫師**（internists）、復健科醫師、神

經科醫師和（較少的）精神科醫師。

不論職能治療的處方來自何種領域的醫師，治療師都有責任對其所寫的處方做出回應，且遵守處方的內容，例如，醫生的處方可能寫著：「職能治療評鑑和治療。」職能治療師就必須評估病人（通常在收到處方後的四十八小時內完成），且決定治療計畫。有時候評鑑的結果指出病人不需要治療，那麼病人便可終止治療。但通常治療師必須先完成評鑑、規劃治療計畫，然後執行治療。

和醫生的溝通最好是定期且透過幾種方式，如：親自告知、打電話和書寫等方式。剛開始的職能治療計畫在醫生簽名後才算有效，病人定期更新的病情報告也必須在特定的期限或當病人病情改變時送交醫生。

定期和醫生做溝通是必須的，大部分的溝通都是以書寫的方式進行。不論溝通是以何種型態完成，都必須記錄，且因法律和給付的理由而應將溝通的內容歸檔在病人的病歷中。

護士

護士是醫療專業的心臟、靈魂和脊柱；若是沒有護士，醫療照護體系會陷入一片混亂。職能治療師不可避免地需要定期且經常和護士人員溝通。

護士是被訓練來協助病人的，且在實質上幫病人做事，而非讓病人自己為自己做事。這個哲理有時會讓護士和職能治療師的處境顯得尷尬，因為職能治療師的工作是要讓個案為自己做事，就如同你所能猜想到的，這相反的照顧方式可能會製造出一些問題。

再次聲明，職能治療師和護理人員間有良好的溝通是非常重要的。職能治療師必須尊重護士的願望和努力，護士主要關心的是病人

75

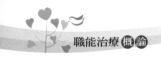
的健康和安全，而治療師也應該讓護理人員了解，允許病人自己為自己做事的重要性。

認證護佐

　　若護士是專業醫療照護的脊柱，那麼認證護佐便是肌肉。認證護佐大概是所有醫療專業人員中，最常和病人有直接接觸的。認證護佐會協助病人完成大多數的日常生活活動，例如：洗澡、穿衣、梳洗和如廁；認證護佐也經常協助病人進食以及將病人從一處移到另一處。

　　因為認證護佐經常服務個案，所以不可避免地會和職能治療相關——至少在日常生活訓練上有所關聯，職能治療師也可以經常在這方面和認證護佐密切配合。

　　就和護士一樣，認證護佐的工作是替病人做事。認證護佐是吃苦耐勞的醫療專業，可悲的是，他們通常也是最不受尊重且是所有醫療團隊中薪資最低的。認證護佐可能比其他團隊成員花更多的時間在病人身上，幫病人洗澡、穿衣、移位和餵食；當個案大小便**失禁**（in-continence）時，他們也是被叫來負責清理病人的人。總之，認證護佐包辦大多數骯髒的工作，但卻得到很少的表彰。

　　更糟糕的是，認證護佐的過度工作和人手不足是眾所皆知的，這經常導致認證護佐的憤怒和怨恨，因而將自己的挫折發洩在病人身上。因此，在病人的照顧上，職能治療師和認證護佐間的關係便扮演重要的角色。

　　職能治療師可以透過諮詢認證護佐為治療**篩選**（screen）潛在病人，接著可以**評鑑**（evaluate）病人、決定問題的範圍，然後針對這些問題進行治療。藉由協助病人如洗澡、穿衣和自我進食等，職能治療師不僅幫助了病人，也減輕認證護佐的負擔，這對每個人而言，都

76

是雙贏的局面。

物理治療師

物理治療師和物理治療生關心的是，協助病人獲得或重新得到肌肉的使用且增強虛弱肌肉的力量。物理治療師利用運動來達到這些目標，例如：等長性（isometric）、等張性（isotonic）和使用重量訓練器材及彈力帶的阻力運動。物理治療師也使用如熱敷包、對比浴、超音波和電療等儀器，以減輕疼痛並增進動作和肌力。

在許多實例中，物理治療的焦點是要增強個案行走的能力。當一個人的肌肉力量增強後，可以（希望）從坐在輪椅上換成使用助行器，然後使用枴杖，最後能獨立行走。

職能治療師和物理治療師的工作密切相關——或許比任何其他醫療專業人員都還要密切；在兩個專業的教育和治療方法中，有許多重疊的部分，且社會大眾時常將兩者混淆。每週至少都會有一個人問我：「職能治療和物理治療的不同處為何？」我的答案永遠都一樣：「大約一小時五美元。」言歸正傳，儘管這兩項專業領域在角色上有所混淆，且彼此互相忌妒，但這兩個專業領域都是獨一無二的，且對於需要他們服務的人都有許多東西可以提供。

77

聽力及語言治療師（語言治療師）

儘管他們的工作職稱是語言治療師，但他們所做的不只是幫助人們說話正確而已。語言治療師和認知訓練（職能治療師也是）、吞嚥障礙或**吞嚥困難**（dysphagia）有關。

所有的人類功能——不論是自動和自主的——都是從腦中開始。

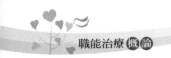
說話或許是所有認知能力中最高層級的能力,是一種很複雜的現象,牽涉了表達和接收的成分,也牽涉了短程和長程的記憶。當大腦中負責說話的某部分出問題時,那麼可能就會出現表達上的問題或理解語言的問題。

有些職能治療師也處理吞嚥問題,然而,我個人相信這是一門相當專業的執業領域,新手治療師不應該輕易嘗試,因為這項活動具有天生的侵入性和與生俱來的危險,包括嗆到不能呼吸和將食物吸入氣管,而這些情況可能導致肺炎和死亡。因此,任何人若是想嘗試這方面的治療,應該要接受專門的訓練。

治療性娛樂與活動治療師

雖然職能治療和治療性娛樂都源於同一歷史根源,且有時候看起來很相似,但兩者間仍有許多不同。職能治療關注於工作、自我照顧、玩樂和休閒,但近年來,卻未將大部分的重點放在強調玩樂和休閒的層面上,除了孩童的遊戲外,職能治療師大多將這領域交給了娛樂治療師。然而,這兩項專業間的主要不同點在於薪資的不同。

78　　活動治療師其實就是娛樂治療師,但娛樂治療師大多擁有學士學位,也從美國休閒治療認證協會(National Council for Therapeutic Recreation Certification, NCTRC)取得認證;活動治療是設計讓人們忙碌地參與有治療性或沒有治療性目標的活動,而不只是讓他們開心而已。一位認證的職能治療生可以擔任活動治療師的工作,且不需註冊職能治療師的督導。

營養師

職能治療師和營養師之間的關係是比較有限的，但也是非常重要的。

每位病人有不同的飲食需求，例如：糖尿病必須避免太多的糖分攝取、高血壓必須避免鹽分或鈉的攝取。我們所吃的食物在我們的健康中扮演著重要的角色，職能治療師必須注意到病人的特別飲食，且鼓勵病人遵守任何必要的規定。

職能治療師的工作是要確保病人可以盡量自行進食，若病人無法吃東西，即使給予特殊的飲食，病人也無法從中獲得好處。職能治療師諮詢營養師有關病人的生理需求，主要是有關如何用最簡單又最有效率的方法，將食物從盤子裡放進病人嘴中。

職能治療師首先評鑑個案在生理和心理方面的優缺點，並使用輔助性器材來協助進食的過程，從最簡單的開始，例如：病人在進餐時的姿勢為何，或將病人的叉子握柄加粗以便可以牢握，或提供盤緣高起的盤子以防止食物滑出。在嚴重殘障個案的情況中，職能治療師可能建議且開處方箋，讓病人使用頭控桿或其他改造器材控制高科技進食輔具。

食物的濃稠、堅硬度往往會影響一個人吃飯的能力，例如，沒有牙齒的人，要他吃未切開的牛排是很困難的，因此，必須幫病人將牛排切成小塊；又或者職能治療師可以教導病人如何使用像**圓弧刀**（rocker knife）或披薩刀的輔具，讓病人可以輕鬆切牛排。

患有**帕金森氏症**（Parkinson's disease, PD）的人通常有吞嚥食物的困難，可能會引起窒息或吸入食物〔**肺內吸入異物**（aspiration）〕而導致肺炎。通常職能治療師、聽力及語言治療師和營養師可一起合

79

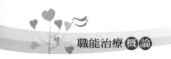

作,將病人的食物和飲料變得濃稠,以協助他們避免嗆到喘不過氣。

職業復健諮商師

復健諮商師的工作是協助有殘障的個案找工作。許多個案因患有生理或情感方面的問題,而導致無法參與給薪制的工作,復健諮商師「提供個人和職業的諮商,並安排醫療照顧、職業復健和工作安置」(www.stats.bls.gov/oco/ocos067.htm, 6/26/05)。復健諮商師通常會諮詢職能治療師,藉以協助個案克服其殘障以維持工作。

許多復健諮商師被各州所聘僱,例如各州的職業復建科(Office of Vocational Rehabilitation);他們的個案有許多是患有**腦性麻痺**(cerebral palsy)、**智能不足**(mental retardation)、**失明**(blindness)和**腦部創傷**(traumatic brain injuries)的病人,而其他許多個案則可能是有職業傷害而正在領取**職業災害補償**(workers' compensation)或其他殘障補償。不論是何種原因造成殘障,職能治療師都能提供有用的意見以協助安置個案到合適的工作場所。

老師

老師並不是醫療團隊中的一員,但卻是教育團隊的中心成員。在今日,有愈來愈多患有生理、情感、學習障礙等問題的學生進入公立小學就讀,且需要許多專業的協助——包括職能治療師的協助。

身心障礙者教育法案要求所有在公立小學就讀且接受特殊教育的學生,都必須要有**個別化教育計畫**(Individualized Education Program, IEP),這是特別針對個別學生所設計的。老師和所有參與的專業人員(包括職能治療師)都必須對個別化教育計畫提出意見,以組成特

殊的教育治療計畫。

　　孩子在學校裡最主要的職能是當一個學生。在這個場所中，職能
治療師關注的問題領域是和學生角色相關的，所以學校系統的職能治
療師常處理的問題包括：手寫技巧、姿勢擺位、注意力缺損過動症
（attention-deficit hyperactivity disorder, ADHD），以及發展障礙，例
如：心智不足、腦性麻痺、肌肉萎縮和囊狀纖維化症（cystic fibro-
sis）等。

　　像上廁所、穿衣和自我進食技巧等日常生活活動也可能在學校系
統中處理，因為這也是學生上學所必須具備的技能。

80

本章摘要

　　本章描述職能治療師及職能治療生在醫療照護團隊中或教
育團隊中的角色。而職能治療師和工作上密切合作的其他專業
人員間的關係，本章也有所描繪，同時也呈現這些專業的概略
素描。

　　本章最重要的概念是個案或病人、家屬和重要他人，他們
是整個團隊中的核心，也是最重要的成員，也應該總是在照顧
計畫中飾演核心角色。

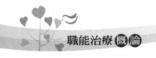

職能治療的流程

CHAPTER 7

本章目標

讀完這個章節後，讀者應該能：

- 對職能治療專業中的慣用術語有基本的了解。
- 了解職能治療轉介是如何產生的。
- 了解篩選和評鑑間的不同。
- 了解職能治療評鑑過程中的多項構成要素。
- 了解治療過程中的基本構成要素。
- 了解個案終止職能治療的時機與原因。

引言

　　本章的目的是要讓讀者熟悉職能治療專業中的慣用術語。就某種程度來說，職能治療是一部術語辭典，我會以敘事的方式呈現，並將定義放在情境中以便理解。

　　本章將從轉介開始談起，然後進入評估、治療和終止治療。這只是一般的概述，且由於多元化的執業領域，我還動用了一點藝術家執照^{譯注12}（雖然我曾多次被告知我的藝術家

譯注 12：藝術家執照（artistic license），是指社會大眾對藝術工作者的一種容忍，

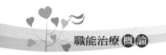

執照應該被吊銷）結合生理殘障、小兒、心理科和其他領域，以減低困惑且保持文章內容的流暢性。我希望你會發現文章內容是淺顯易懂的。

職能治療轉介與評鑑

在職能治療介入發生前，職能治療師必須接到服務的**轉介**（refer-ral），這些轉介通常來自醫生且附帶有治療的處方箋。這些處方箋可能是很特定的像為受傷的手部製作副木，或很一般的像「職能治療評鑑和治療」。若是治療師想從**第三保險給付機構**（third party payer）〔例如：美國政府醫療保險、美國政府醫療補助險、藍十字／藍盾保險公司（Blue Cross/Blue Shield）〕等處獲得給付，就必須接收到醫師的轉介。若是個案接洽治療師且同意以自掏腰包（也就是**自費**，private pay）的方式付費，那麼就不需要轉介；但自費職能治療很少發生。

在醫師轉介之外的例外是：學校系統對職能治療師的轉介。職能治療師是教育團隊中重要的一員，且經常治療學校系統中的學生，只要是任何和學生有關的人——從父母到老師——都可要求職能評鑑。

有些治療師可能企圖透過職能治療**篩選**來增加他們的**工作量**（caseload）（他們治療的個案數）。篩選是指治療師和個案會面且執行個案職能需求的粗略評估，若治療師決定個案可以從職能治療服務中獲益，就可以向個案的主治醫師要求轉介。職能治療篩選通常是

也就是容忍藝術工作者做一些平常不會容忍一般人做的事情，本處是指拿各種慣用術語來支撐內容，卻不精確描述。

免費的服務，第三保險給付機構是不會對這項服務做出給付的，但這是一項重要的服務，因為篩選可以指認出那些需要職能治療服務的人，不然這些人就會成為漏網之魚。

評鑑過程

一旦接收到轉介，治療師就可以執行個案的**初次評鑑**（initial evaluation），透過評鑑評估生理、認知和發展能力，以及這些損傷如何影響個案的職能角色表現。所以評鑑是職能治療計畫的基石。

初次會談和職能歷史

在第一次會面時，職能治療師將自己介紹給個案（和家人，若他們也在場），且一開始先解釋職能治療是什麼，及其能如何協助個案在自我照顧、工作、玩樂和休閒的活動上更加獨立。第一次會面是非常重要的，因為它為個案和治療師之間的關係設立了舞台，也建立個案對職能治療的觀感，古老的諺語說：「你無法得到建立第一印象的第二次機會。」這道出了事實。

在此階段，治療師對個案實施**職能歷史**（occupational history，參見圖 7-1），若是合宜，也同時詢問個案的照顧者。所謂職能歷史是由 Linda Moorhead（1969）率先提出，是指一連串追根究柢的問題（根據 Brinkman 和 Kirschner 的「朋友禱告，醫療專業人員探究」），這些問題可以協助治療師獲取和個案相關的訊息，而這些訊息可被用來增進治療性關係，最後發展出完美的治療計畫。職能歷史不像其他專業人員的會談模式，主要設計是將個案「先當成人，然後才當成醫療症狀」（Tigges and Marcil, 1988, p. 119）來評估。

職能歷史可以協助治療師學習有關個案的工作歷史，包括教育、

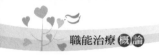

84

A. 工作歷史（受僱）

1. 我知道在你生病或受傷前，你曾是一位＿＿＿＿。這是多麼有趣的工作！你是怎麼對這一行感興趣的？

2. 你受過何種訓練／教育？

3. 你是在哪裡接受訓練的？

4. 你的第一份工作是什麼？

5. 在那之後你做過哪些工作？

6. 你在生病／受傷前的最後一份工作是？

7. 你的工作內容是什麼？

8. 你一直工作到你生病／受傷為止嗎？

9.（若退休了）你退休多久了？

B. 工作歷史（家庭主婦）

1. 我了解你身為家庭主婦已經好多年了，這比全職工作還辛苦，對吧？

2. 身為家庭主婦最具挑戰性的事情是什麼？當人家的配偶？還是當人家的父母？

3. 身為家庭主婦最挫折的部分是什麼？當人家的配偶？還是當人家的父母？

4. 你參與社區活動嗎？若是，是參與哪些活動？

5. 在你生病／受傷前，是否還持續參與這些活動？

6. 自從你生病／受傷後，哪些事是最不容易放手的？

7. 那些你必須放手的事情中，哪些事最讓你困擾？

8. 你的配偶現在／過去從事哪些類型的工作？

C. 家庭歷史

1. 你是否總是住在（城市／州）？若不是，你搬到這裡之前住過哪些地方？

2. 你父母從事哪方面的工作？

3. 你有兄弟姊妹嗎？他們住在哪裡？你時常和他們見面或聊天嗎？

4. 我知道你有小孩／孫子，他們住在哪裡？你時常和他們連絡嗎？

（續）

5. 在你生病／受傷前，你在家裡的任務／職責有哪些？

6. 在你生病／受傷前，你做什麼事情來調劑和放鬆？

7. 你的疾病或傷害防礙你完成哪些對你而言最重要的事？

8. 目前，什麼事情為你帶來最多的喜悅？

9. 哪些是你現在最想要做的事？

◀ **圖 7-1　職能歷史協助治療師先把病人當成人看待，
然後才看到病人的診斷**

訓練（包括給薪制的工作和家庭主婦），以及個人和家庭歷史（包括個案在何處長大、興趣為何、喜歡做些甚麼），接下來才是包含有關個案在生病或受傷前後如何運用時間的問題。最後，職能歷史問到三個最關鍵的問題，而職能治療師將運用這些問題來建立治療計畫：

- 你的疾病或傷害防礙你完成哪些對你而言最重要的事？
- 目前，什麼事情為你帶來最多的喜悅？
- 哪些是你現在最想要做的事？

這三個問題可以提供職能治療師最重要的訊息，從這些訊息中，*85*治療師可以發展出最有效的治療計畫。有才華的職能治療師或職能治療生可以把個案的生活片段和評鑑的生理發現相互結合，然後將其運用於增強治療過程。

◎ 時間的評估

找出個案如何運用時間，或相反地，如何被時間所利用，這在發展治療計畫時也是相當重要的。我們大多數人有每天的時間表或必須遵守的例行公事，我們通常在每天的同一時間起床，且每晚在差不多

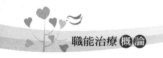

職能治療概論

的時間上床睡覺；在這之間，我們通常知道每天有哪些事情需要完成，而這個時間表在週末時可能有些許不同，但即使如此，我們在週末也幾乎會排時間表。

當一個人生病或受傷時，他的時間表是完全被打亂的，且會發現他整天懶洋洋地躺在床上，偶爾會打打瞌睡、醒過來吃東西或看電視。最後，這個人就會失去時間觀且最終失去參與生活活動的渴望。

職能治療師必須知道個案在生病或受傷前的時間表如何，可以使用**時間適應評估**（Temporal Adaptation Assessment）（參見圖 7-2）來了解個案如何運用時間（temporal 是時間這個詞的另一種花俏用法）。大部分的人都可以稍微地遵守時間表，但有許多人不會善用時間，也因此造成了一些問題，例如：遲到、錯過公車、錯過班機、上課遲到和拖拖拉拉。沒有能力善用時間也很容易造成持續性焦慮，因為感到無助且無法及時、有效地完成任務。

職能治療師經常會執行**興趣量表**（interest inventory）以作為職能歷史的補充。興趣量表是由 Janice Matsutsuyu（1969）率先提出，是一張具有多種活動和遊戲的清單，可讓個案勾選，這清單上的訊息也可協助治療師在治療中為個案選擇活動。

86

1. 在你生病／受傷之前，有一個日常時間表對你而言重不重要？在哪方面對你而言是重要或不重要的？
2. 你如何安排你的一天？從早上起床開始，然後包括你做的每件事直到上床睡覺為止。
3. 你現在的日常生活時間表是什麼樣子的？
4. 如果你可以選擇，你明天想要怎麼過？

◀ 圖 7-2　時間適應評估幫助治療師決定病人是
　　　　　　如何使用時間或是被時間利用

關心照顧者

有時候也必須和照顧者會談，以決定照顧者自身的需要（Marcil & Tigges, 1992）。在許多案例中，個案可能完全倚賴他人所提供的照顧，例如：阿茲海默症（Alzheimer's disease, AD）後期、癌症末期或戴薩克斯症（Tay-Sachs disease）末期。在這些案例中，職能治療師幾乎無法為個案做任何事，然而，照顧者卻經常可以從職能治療師的建議中獲益。當個案是小孩時，照顧者經常可以獲得一些照顧小孩方面有助益的建議，且能完成治療方案。

照顧者經常被遺忘且沒有屬於私人的時間。許多照顧者一面照顧年老的父母，另一方面也要照顧年幼的孩子，其實他們也需要擁有私人的時間和被關注；所謂的「三明治世代」就是因為在這樣持續的要求下，經常承受很大的壓力。若我們再加入兼職或全職的工作因子，那麼壓力的等級就會成為天文數字，而這是成千上萬人每天都要面對的困境。若這樣的情況沒有被妥善處理，有可能會演變成照顧者的憤怒和怨恨、憂鬱以及絕望；報紙上常見照顧者崩潰後謀殺了自己所照顧的人，然後再自殺身亡。關心照顧者跟關心個案是一樣重要的，這樣的關懷和注意可以從幾個簡單的問題開始（參見圖 7-3）。

87

1. 你如何處理個案的生理照護？
2. 對個案做哪些事時，會帶給你莫大的困難？
3. 在照顧個案方面，你需要哪些援助？
4. 你如何處理自己的私人生活？你有機會出去走走或為自己做重要的事嗎？

◀ **圖 7-3** 照顧者評估可以決定照顧者如何
妥善扮演照顧者的角色

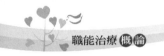

肌肉和關節評估

　　功能性評鑑通常從評估個案的生理性功能開始，職能治療師傾向於把焦點放在上肢多過於放在下肢。測試個案的**關節活動度**（range of motion, ROM）——也就是關節活動的角度，看看個案能不能移動手臂和手指，或是否有運動損傷。關節活動是使用**量角器**（gonio＝角度，meter＝測量）測量，可以從 0°-180°測量關節角度（參見圖 7-4）。

　　關節活動度有兩種形式：一種是被動，另一種是主動。**被動關節活動度**（passive range of motion, PROM）是當治療師移動關節且個案處在放鬆的狀態也稍微地跟著移動時的關節活動度；**主動關節活動度**（active range of motion, AROM）是當個案以自己的肌肉力量和意志在沒有治療師協助下的關節活動度。當個案只獲得治療師一點點的幫助時，便產生了**主動協助性關節活動度**（active assisted range of motion, AAROM）。大多數人的被動關節活動度比主動關節活動度大，因為大部分的人在感到緊繃和疼痛時，便會停止動作，而治療師可以

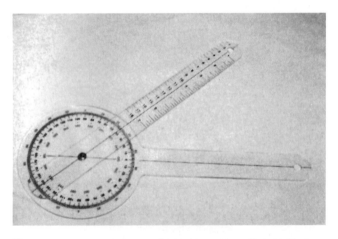

《 圖 7-4　量角器是可以準確測量關節活動度的儀器

從個案身上得到較大的被動關節活動度，是因為他們不在乎個案的疼痛或不適（這並不是真的）。事實上，有經驗的治療師可以將關節打開到最大的被動關節活動度，且會在個案感到疼痛之前停止。圖 7-5 提供人體所有關節的正常關節活動度清單。

頸椎			
屈曲	0-45	伸展	0-45
側彎	0-45	旋轉	0-60
胸腰椎			
前彎	0-170	後仰	0-60
側彎	0-40	旋轉	0-45
肩			
屈曲	0-170	伸展	0-60
外展	0-170	水平外展	0-40
水平內收	0-130	內轉	0-70
外轉	0-90		
手肘和前臂			
屈曲	0-145	伸展	0
旋前	0-85	旋後	0-85
手腕			
屈曲	0-80	伸展	0-70
尺側偏移	0-30	橈側偏移	0-20
拇指			
掌指關節屈曲	0-50	指間關節屈曲	0-85
外展	0-50		

（續）

手指			
掌指關節屈曲	0-50	掌指關節伸展	0-40
近端指間關節屈曲	0-110	遠端指間關節屈曲	0-80
外展	0-25		
髖			
屈曲	0-120	伸展	0-30
外展	0-40	內收	0-35
內轉	0-45	外轉	0-45
膝			
屈曲	0-135		
踝和足			
蹠屈	0-50	背屈	0-15
內翻	0-35	外翻	0-20

◀ **圖 7-5　以量角器測量之正常關節的角度**

　　接下來和關節活動度有關的是肌肉強度的測試；虛弱的肌肉會影響主動關節活動度，且會損害日常生活活動。肌肉力量的測試有兩種方式：藉由徒手肌力測試和測力計進行。使用**徒手肌力測試**（Manual Muscle Test, MMT）時，治療師會讓個案試著在無重力（虛弱的肌肉）或抗地心引力——也就是有或沒有阻力——的情況下移動肌肉。無重力的肌肉測試是讓個案將手肘擺在桌面上（將地心引力移除），然後要個案彎曲手肘；在有地心引力的情況下測試一樣的肌肉，會讓個案將手臂擺在身側，然後彎曲手肘，讓肌肉在抗地心引力的情況下屈曲。這項測試的結果，治療師會從 0（沒有動作）至 5（正常肌力）以相對應的字母或數字標示。圖 7-6 提供徒手肌力測試的量表。

　　第二種測量肌力的方式是使用**測力計**（dyn＝力量，meter＝測

5	正常	N	身體的部位在抗最大阻力和地心引力時的移動有完整的活動角度。
4	良好	G	身體的部位在抗地心引力及中等阻力時的移動有完整的活動角度。
	比尚可好	F+	身體的部位在抗地心引力及最少阻力時的移動有完整的活動角度。
3	尚可	F	身體的部位在沒有阻力時的移動有完整的活動角度。
	比尚可差	F-	身體的部位在抗地心引力時的移動有小於完整的活動角度。
	比缺乏好	P+	身體的部位在不受地心引力影響時的移動有完整的活動角度且突然放鬆。
2	缺乏	P	身體的部位在不受地心引力影響及無外加阻力時的移動有完整的活動角度。
	比缺乏差	P-	身體的部位在不受地心引力影響時的移動有小於完整的活動角度。
1	微量	T	可感覺到肌肉拉緊但沒有動作產生。
0	零	0	感覺不到肌肉拉緊。

改編自：Trombly, C. A. (1995). *Occupational therapy for physical dysfunction* (4th ed.) Baltimore, MD: Williams & Wilkins.

**◀ 圖 7-6　徒手肌力測試是治療師用來評估
　　　肌肉力量時最普遍採用的方式**

量），這項儀器經過標準化或校正，可測量一塊肌肉或一群肌肉所產生的力量。雖然測力計可用於任何肌肉群，職能治療師卻通常使用徒手肌力測試來測試所有的肌肉群，但手部除外。因為測力計是為手部抓力提供客觀的測量，而**手指測力計**（finger dynamometer）也被用在手指捏力的特殊測量上。圖 7-7a 和 7-7b 展示的是標準的測力計和捏力測力計。

91

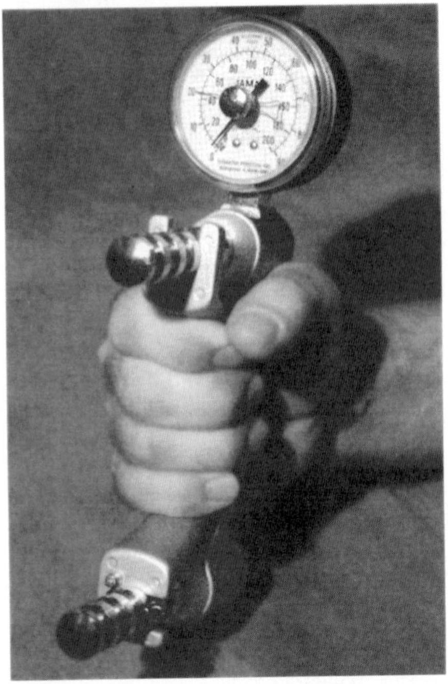

圖 7-7a　標準的手部測力計，可用來測量手部抓握的力氣

在實施關節活動度和徒手肌力測試時，職能治療師也可以判斷病人的張力是正常或沒有肌肉張力，也就是**鬆弛無力**（flaccidity）；或過多的肌肉張力，也被稱為**痙攣**（spasticity）。這兩種症狀皆會損害個案執行日常活動的能力。

粗大動作和精細動作評估

在評鑑和治療時，職能治療師傾向於將焦點放在手臂和手上，主要是因為我們用手和手臂做很多事情，因此，手和手臂的好壞影響到一個人日常的功能。

粗大動作（gross motor）功能指的是大肌肉或身體的肌肉群，粗

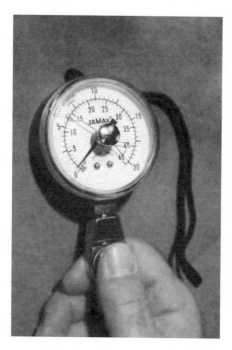

◀ **圖 7-7b** 手指／捏力測力計，可用來測量三種捏力：兩點
捏力、三點捏力和側捏力（或鑰匙握力）

大就是大的意思，而非指暴露在外的肌肉看起來的樣子（好像「很噁
心」！）。粗大動作在測量主動關節活動度時，可以很明顯看到；舉
一個簡單的例子，在空中揮舞手臂就是一個粗大動作。

　　精細動作（fine motor）技巧和手部的小肌肉有關，也和一個人有
多少手指靈活度有關。其是指一個人手指對掌的動作、將手指分開與
併攏、拾起與操控物體的能力，對執行如寫作、綁鞋帶、玩電動玩
具、傳簡訊和使用手機等活動而言，是很重要的。

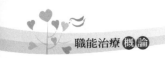

感覺測試

　　評鑑的下一個步驟是測試個案的感覺。你可能還記得我們有五種基本感覺：視覺、聽覺、嗅覺、味覺和觸覺；這些感覺很重要，因為這些感覺可以協助我們有效地和環境互動並在環境中生存，若這些感覺有一、兩個失常，個案可能會產生適應困難的障礙或在殘障的狀況下生活。視覺、聽覺、嗅覺和味覺非常易懂且不需要太多的解釋，但觸覺卻比一般人想像中複雜，職能治療師時常將焦點放在這個部分。

　　我們甚至不用思考就會直接依賴觸覺，例如，當我們碰到極熱或極冷的物體時，會立即移開以保護自己；當我們不需要看就直接伸手探進口袋或皮包拿出硬幣或其他物品時，也是倚賴觸覺的協助。感覺受損會造成嚴重的功能損傷，尤其是與手部有關的部分──即使所有的動作功能和肌肉骨骼構造都還健在，一雙沒有感覺的手仍是沒有用處的。

　　你的手是否曾「睡著」了？這在大部分的人身上偶爾都發生過。就個人來說，我討厭我的手在白天睡著，因為我知道它一整晚都醒著，真的，這個症狀稱為**神經失用症**（neuropraxia），發生在神經被短暫壓迫，結果會造成麻痺、麻刺感，有時候還會疼痛，我們通常會動動手讓「血液循環恢復」（雖然這是血液循環的謬論）。無論如何，這就是失去感覺時的感覺；一個人可能會失去所有的感覺，再也無法感覺任何東西，這就是所謂的麻木（有些人以為麻木是一部迪士尼的電影，那是不正確的）。

　　讓我們看看感覺的不同層面，也是職能治療師常常進行評鑑的層面。在進行感覺測試前，先蒙住個案的眼睛或以其他方法遮蔽個案的視線，防止個案看到正在進行的事因而得知「正確」答案。所有的感覺測試都是利用身體**皮節**（dermatomes）（希臘語的「皮膚切塊」）

93

按步驟實施，皮節是指身體被特定感覺神經支配的區域，事實上就像是允許治療師指出哪些神經是受損的皮膚地圖。每個身體的部位都是被從特定部位脊髓長出的特定周圍神經所支配，且由長出處的脊椎骨命名，一共有八條頸神經，標為 C1、C2、C3、C4、C5、C6、C7 和 C8；同樣地，一共有十二條胸神經，標為 T1 至 T12；共有五條腰神經，也就是 L1 至 L5；還有一條薦神經 S1。每個皮節都是由其上所分布的脊髓神經來識別。圖 7-8 標示出人體全身的皮節位置。

某些**觸覺**（tactile）（和觸覺相關的感覺）區域的測試包括**輕觸覺**（light touch）、**深壓覺**（deep pressure），能在不同間距分辨出兩種同時發生的觸覺刺激能力〔**兩點區辨能力**（two-point discrimination）〕、**溫度感覺**〔（thermal sensations），熱和冷〕和**表皮痛覺**（superficial pain）。另一種測試被稱為**形體觸覺**（stereognosis），就是不用看就能用感覺分辨物體的能力，其他如確認身體部位在空間中靜止時的位置，稱為**本體感覺**（proprioception），以及身體部位在穿越空間的主動動作，稱為**運動感覺**（kinesthetic awareness）。

雖然形體觸覺、運動感覺和本體感覺是感覺的型態，但被認為是較高層次、需由大腦詮釋來決定的型態，因此，通常會被歸入知覺的種類。

◎ 認知和知覺測試

治療某些個案時——例如：那些曾經中風、頭部重傷或其他神經損傷的人（例如：腦性麻痺和阿茲海默症），職能治療師必須測試他們的認知和知覺能力，而精神病患者也可能有認知和知覺方面的困難，所以也需要針對這些能力進行測試。

認知（cognition）是一種了解、思考、學習、理解和判斷等心智過程的特徵（*Mosby's Medical, Nursing, and Allied Health Dictionary,*

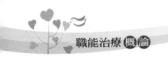

1998, 361）；知覺（perception）則是感覺刺激的意識和詮釋，是理解、學習和了解的基礎（*Mosby's Medical, Nursing, and Allied Health Dictionary*, 1998, 1233）。

測試認知損傷是一個複雜的過程，需要精湛的技巧才能有良好的表現。經常被職能治療師進行測試的認知功能包括：注意力、記憶

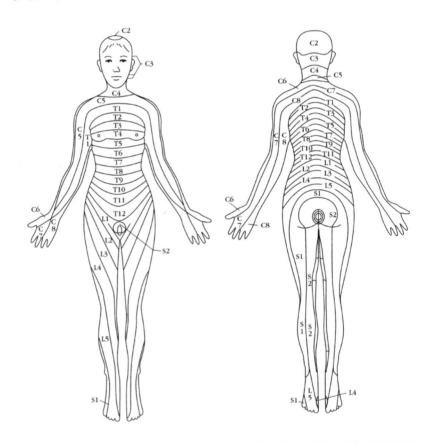

◀ 圖 7-8 皮節就像一種可用以決定身體某部位的感覺，是由某條脊髓
　　　　所給予的地圖，命名的字母和數字顯示出脊髓的層級，以及
　　　　人體某些特定部位確切是由其上所分布之脊髓神經所支配

力、起始能力、計畫能力和組織能力、彈性思維（mental flexibility）、抽象思考能力、洞察力、推理能力、問題解決能力，以及判斷力（Wheatley, 2001）。再次強調，治療精神疾患時，這些領域也同樣重要。

有一個或多個認知功能構成要素損傷的人不只無法執行日常生活活動，也可能對自己或他人造成傷害；例如，一位患有阿茲海默症的婦女可能在記憶、計畫和起始活動上有困難。若這位婦人獨居且試著為自己煮晚餐，有可能在點燃瓦斯爐、把食物放進烤箱，然後離開房間之後，接著完全忘記她的工作——這可能會導致嚴重的火災。因此，職能治療師在設計治療計畫之前，一定得對個案的認知能力有健全的理解。

我們經常聽到人們走失的社會事件——尤其是老人家，然後可能被車子撞或被發現溺斃、挨餓受凍或因其他類似原因而死亡。有許多老人家死於家庭火災，若他們有被診斷出是心智高危險群，或許這些火災是可以被預防的。

知覺能力測試也是相當複雜的，且職能治療師需在這部分受過集中訓練。知覺指的是大腦詮釋感覺輸入和所有感覺密切關聯的方式；知覺是真實的，且取決於一個人如何意識所獲得的刺激，一個人意識到什麼就會相信什麼——即使其所意識的是錯誤的。

舉例來說，當我還是青少年時，我是一家有限制會員制的俱樂部會員，新加入的會員必須通過入會儀式：新人被下令脫掉鞋襪，接著被蒙住眼睛，在他附近會有人把玻璃瓶打破，然後新人被要求往前走；若新人抗拒，就會被推著往前走。當他光腳踩在別人偷偷撒在他面前的玉米片上時，通常會出現毛骨悚然的尖叫聲——當然他會意識到自己是踩在玻璃碎片上，因為這正是他的感覺（不正確的）告訴他的。

當個案經歷過中風或其他神經傷害時，大腦可能會時常誤解感覺

95

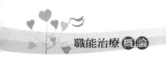
所提供的訊息，這個誤解會讓生活變得很困難、甚至危險。例如，中風患者可能會發展出**左側忽略**（left-sided neglect），使得患者無法看見或無法注意視野左側的物品，甚至患者根本未意識到自己看不見這些物品。患者因為無法注意左側的事物，因而撞上門、家具或其他物品，最後的結果就是跌倒或受傷。

另一個常見的左側忽略在用餐時更為明顯，個案會將餐盤右側的所有食物吃光，但卻未意識到餐盤的另一側還有食物。若是觀察這類個案用餐，你會以為他們拿了一把刀把盤子等分為二，完全不碰左側的食物。

同樣地，一個手或腿被截肢的人經常會說腳很癢或大腳趾會痛——即使他的腳已經不在了，這種現象稱為**幻肢感覺**（phantom limb sensation），這種疼痛也稱為**幻肢痛覺**（phantom pain sensation）。即使身體部位確實已經不在，但仍然存在的神經末梢卻告訴大腦它還在，對那個人而言，自然而然還是覺得肢體是存在的，且肢體的感覺和所經歷的痛覺都是真實的。

職能治療師常處理的其他知覺領域包括：形體觸覺、圖形覺（graphesthesia）、身體形象（body scheme）和動作計畫（praxis）。**形體觸覺**先前已在本章中討論過，是指在未看到物體的情況下，透過感覺分辨物體的能力；**圖形覺**也有相似的知覺測試，是指能辨別在皮膚上所寫的字母和數字的能力，也就是在閉上眼睛時，請別人在手心上寫字，而能正確地辨認出這些字。

職能治療師通常會測試個案計畫和執行有意義的動作的能力：這就是所謂的**動作計畫**，而動作計畫缺損就稱為**失用症**（apraxia），其定義為「無法以虛弱、不協調或感覺損失、無法理解或注意力缺失來解釋已學會的動作執行能力的消失」（Geschwind, 1975, 168）。這樣的症狀可讓個體執行簡單活動的能力受損，包括：穿衣、寫字及其他

96

許多活動等。

　　身體形象是指個體意識自己身體的方式。我們大多數人想到自己的身體就像是在看自己最近的照片，在遭受神經傷害或心理疾患後，個體的身體形象可能會有劇烈的改變。例如，在中風後，個體可能無法理解患側的手臂仍是屬於自己的，他可能會試著拎起那隻手、試圖丟掉它；又如，一位九十磅重的神經性厭食症（anorexia nervosa）——一種嚴重的飲食疾患（eating disorder）——女患者可能會意識到自己是病態肥胖（morbidly obese），因此以不吃東西的方法來減輕體重。

日常生活活動測試

　　日常生活活動（activities of daily living, ADLs）是例行性或半例行性會做的事情，包括：穿衣、如廁、寫作和使用電話等，但並不僅限於此。日常生活活動一般被視為個人執行的基本活動，而較高層級、較複雜的活動稱為**工具性日常生活活動**（instrumental activities of daily living, IADLs）。例如，自我進食被視為是日常生活活動，而準備餐點則是工具性日常生活活動；穿衣是日常生活活動，而洗衣、熨衣服和摺衣服這一連串較複雜的活動，則被視為工具性日常生活活動。職能治療師有義務測試個案執行日常生活活動和工具性日常生活活動的能力，並幫助個案執行那些對個案而言較重要的活動；測試這些活動最好的方式就是：讓個案盡其所能地執行這些活動，而治療師在一旁觀察。因此，職能治療師在個案執行穿衣、洗澡、盥洗、移位和如廁活動時進行評估，同時也評估其他像餐點的計畫和準備、家事和駕駛等技巧。

　　在評估這些技巧後，職能治療師可決定哪些領域需要改善，且在和個案及其重要他人諮詢後，開始為個案發展**治療計畫**（treatment

97

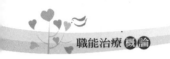

plan）。此項諮詢極為重要，若個案不想進行治療師所認為重要的目標，則此個案的配合度可能會不佳，目標可能因此無法達成。

治療計畫

一旦所有的重要資料都蒐集好後，職能治療師便將其與完整的治療計畫結合在一起，治療計畫奠基在兩件事上：(1)個案的需求，以及(2)個案的興趣和渴望。治療計畫列出個案透過主動參與所預期可達到的目標，這些目標通常分為**短期目標**（short-term goals）和**長期目標**（long-term goals）。

一個短期目標是指可以在短期內達成的目標，也就是可以設定為一天內、一星期、一個月等。短期目標通常對達成長期目標有明顯的貢獻。

長期目標是治療師和個案努力的終極目標。例如，Mendoza女士的長期目標為能夠獨立穿胸罩和上衣，為達成這個長期目標所需的步驟為短期目標。在這個案例中，Mendoza女士的短期目標可能包括：增加手臂和肩膀的力量、增加手臂和肩膀的關節活動度使其可以達到正常的範圍內（within normal limits, WNL），並改善雙手精細動作的熟練度，以便 Mendoza 女士可以操控釦子和釦鉤。

如圖 7-9 所描繪的，短期目標就像一階一階往上的樓梯，而長期目標則在樓梯頂端耐心地等待著。

一個好目標應該是一個 S.M.A.R.T.目標：也就是明確的（Specific）、可被測量的（Measurable）、可達成的（Attainable）、切合實際的（Realistic），以及有時間性（Timely）。

「明確的」指的是這個目標到底要完成什麼。例如，目標應寫成：「Jones 先生雙臂（bilateral upper extremity, BUE）的肌力會從缺

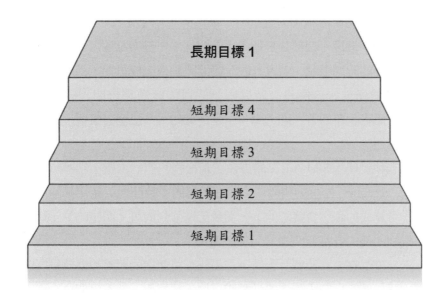

長期目標1

短期目標4

短期目標3

短期目標2

短期目標1

◀ 圖 7-9　明確的短期目標（STG）是通往
**　　　　長期目標（LTG）的階梯**

乏（poor）增強到正常」，而非「Jones 先生會變強壯」（不明確）。

　　「可被測量的」是指目標應該要能以某種形式被測量，這可包括在 Jones 先生的目標中，加入將以徒手肌力測試測量其肌肉力量。有些治療師也可能會使用測力計以提供肌肉力量的客觀數據。

　　一個目標必須是「可達成的」，若無法達成，將只會為個案和治療師帶來挫折。在上述例子中，想在短期內將 Jones 先生的手臂肌力從「缺乏」增強到「正常」是不切實際的，所以較適當、可達成的目標應該是「Jones 先生雙臂的肌力將從缺乏增強到尚可」（參見圖 7-6）。

　　一個「切合實際的」目標也是非常重要的。假如 Jones 先生有頸部脊髓完性損傷（在脖子部位的脊髓已經完全被阻斷），他的手臂

98

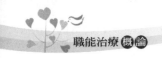

就不可能重獲任何肌肉力量。

目標中最後一個部分是運用「時間性」，是指每個目標應該要有達成目標的時間限制，若沒有設定時間限制或完成日期，那麼目標就永遠無法達成。一個沒有時間限制的目標就像父母問「你何時回家？」而青少年回答「晚一點。」是一樣的──這個答案並沒有回答任何東西。

若我們使用S.M.A.R.T.的方法重新檢視我們的目標，它應該會像這樣：「Jones 先生的雙臂肌力將在四週內（時間性）利用漸進的阻力（可達成的和切合實際的），從缺乏增強到尚可（明確的），而且可以利用測力計進行測量（可被測量的）。」

治療師在發展治療計畫時，必須一直將個案的願望和渴望視為前提，假如個案對完成特定的活動或目標不感興趣，就不可能會合作，想達成那項目標就會因此變得很困難或根本不可能達成。

99

例如，Davis 先生獨居在公寓裡，他從未自己煮過飯，因為以往都是最近往生的太太負責煮飯，但 Davis 先生在終止復健中心的治療後會返回家中，所以職能治療師認為學習如何煮飯對他而言會是一件好事，因此職能治療師的治療計畫和相關活動都圍繞著這個想法而設計。治療師在治療中對 Davis 先生感到沮喪和厭煩，因為他都不主動參與治療活動，治療師也不理會 Davis 先生打算用電話叫外賣或請朋友、家人幫忙準備餐點的聲明，而是將 Davis 先生註解為「不遵守」治療，且很快就在之後終止 Davis 先生的治療。

然而，並非 Davis 先生不遵守治療，只是他對特定的活動不感興趣，若治療師在最初花一點時間找出 Davis 先生的興趣所在，治療過程可能會變得更順利。雖然治療師設計的目標可能是明確、可被測量和有時間性的，但卻是不切實際的，因此是不能達成的。

治療頻率

治療計畫的一部分是必須決定個案要多久接受一次治療以達成目標。治療的頻率因個案在何處接受治療而有所不同,例如,一位復健中心的住院個案可能每天接受職能治療二至三次、一週五至六天、一次四十五分鐘;但在居家照護或門診的個案,則可能一週只接受二至三次、一次一小時的治療。

治療頻率是由治療師依照治療場所——但絕大多數是依照第三保險給付機構(例如:美國政府醫療保險或私人保險公司)——的規定而來。

治療過程

一旦完成了評鑑,目標和治療頻率也已經建立,真正的治療便可開始。在這裡,職能治療師和職能治療生有許多活動可用以達成治療目標。

讓我們假設,目標之一是增強個案手部肌肉的力量和手部靈巧度,治療師則可能選擇提供治療黏土〔和傻瓜黏土(Silly Putty)很像〕給個案,並教導個案特定的運動以增強手部肌肉力量和手部靈活度。

100

同一位治療師可能會認為,治療黏土對另一位有相同目標的個案來說會覺得無聊,因此或許會以棒針活動取代——也可以增強個案的手部肌肉力量和精細動作技巧;這項活動也許更能吸引這名特定的個案,因為她以前就很喜歡棒針編織。

而同樣另一位個案可能以參加陶藝活動來達成相同目標,因為陶土的柔軟度和阻力與治療黏土是相似的,但個案在活動結束後,將會有作品完成,而非只是將治療黏土放回櫃子裡。

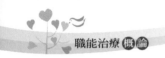

若是適當的計畫和執行，那麼職能治療的過程可以吸引個案參與有趣、有意義、具教育性和治療性的活動。這個烏托邦想法的癥結在於許多人會在事後抱怨：「我們沒有做任何的治療，只是在玩遊戲和做手工藝品。」這是這項專業的祝福也是詛咒。有時候必須向個案解釋，治療性過程如何協助其增加肌力、關節活動度、耐力和精細動作技巧，以便讓其能參與日常生活活動且能過更獨立的生活。

當然，孩子會期待玩耍；職能治療和孩子的治療時段常被說成是玩耍時段。然而，在「玩耍時段」中，孩子可能正在學習和運用許多必需的技巧以協助他們在學校和家中生活。我們可以強調那些被視為理所當然的事，例如：坐、站、平衡、能夠處理刺激的能力、能夠將肢體伸展到身體的對側並抓取對側某物的能力（跨越身體中線），或甚至是簡單的動作像是抬頭吃零食。

所有治療師所選擇的活動最終都必須有治療性的應用；在一個有正常關節活動度和正常肌肉力量的人身上執行被動關節活動度運動，是沒有治療性意義的。所有活動的執行都應該是為了達成某個目標或某些目標，所有的活動都應該要適合個案，且必須基於下列數個因素，例如：年齡、教育程度、文化價值觀和個人的興趣。

活動也必須等級化，必須根據個案現在（不斷在變化）的能力等級，從簡單到困難進行設計。這對治療方案的成功相當重要；若活動過於簡單，會讓個案覺得無聊，但活動若過於困難，會讓個案有挫折感，在這兩種情況下，個案都不會想要參與那項活動。因此，治療師和個案雙方都應該注意，太過於有企圖心的目標可能會造成挫折感和失敗。

101

在治療過程中，職能治療師或職能治療生都必須不斷地監控目標。治療師可以不斷修改、更動或淘汰目標；當目標被達成時，就可以加入新目標以取代舊目標，或將治療焦點放在剩下的目標上，當所有的目標都被達成後，個案便準備好要結束治療了。

結束個案的治療

當所有的職能治療目標都達成或個案不能也不願參與治療，便是準備好要結束治療了。個案可能從一個等級的照護中結束治療，例如從急症照護醫院轉到另一個層級的照護（例如：居家照護、住院復健中心、門診復建中心或長期照護機構），個案很可能將在新的照護層級中接受職能治療的服務。

個案也可能因急速的生理或心理功能惡化，而沒有任何適合的治療方式。在這樣的案例中，職能治療師可以教育個案的照顧者最佳的照顧方法；這經常發生，尤其是在安寧照護的案例中，要教導照顧者如何照顧個案一直到其過世。

本章摘要

本章呈現職能治療過程的全貌（圖 7-10 提供這個過程的概要），每個職能治療計畫都是為特定個案所個別制定的治療。

本章首先介紹醫師的處方箋或學校系統如何要求職能治療服務，也討論評鑑的過程，包括：運用職能歷史、時間適應評估、興趣量表和照顧者評估。

接下來討論生理評估，包括：肌肉力量、關節活動度、主動和被動關節活動度、粗大和精細動作功能，以及感覺測試的評估。

同時也強調認知和知覺評估；這些評估包括：測試個體的智力功能及其如何思考、學習、理解和判斷。知覺是感覺刺激的辨識和詮釋，是理解、學習和意識的基礎。

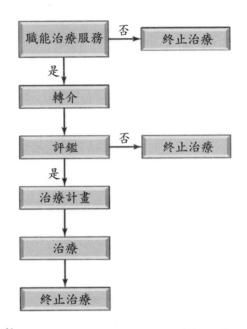

圖 7-10　職能治療的治療過程概要圖

　　日常生活活動是下一個評估的領域，包括：穿衣、洗澡、吃飯、餐點的準備、家庭管理和工作技巧等。

　　治療計畫過程包括：發展明確、可被測量、可達成、切合實際和有時間性的（S.M.A.R.T.）短期和長期目標。短期目標在持續的時間上有限制，且和其他短期目標相互結合後，最終將完成長期目標。

　　應用於職能治療中的治療必須引起個案的興趣，且治療過程必須有足夠的彈性空間，可依照個案的需求和渴望來進行改變。最後，當目標達成或個案不能也不願參與治療性過程時，治療就必須結束。

參考文獻

Brinkman, R., & Kirschner, R. (1990). *Dealing with difficult people*. Denver, CO: Career Track Audio.

Geschwind, N. (1975). The apraxias: Neural mechanisms of disorders of learned movement. *Scientific American, 63*, 168.

Marcil, W. M., & Tigges, K. N. (1992). *The person with AIDS: A personal and professional perspective*. Thorofare, NJ: Slack, Inc.

Matsutsuyu, J. S. (1969). The interest check list. *American Journal of Occupational Therapy, 23*(4), 323–328.

Moorhead, L. (1969). The occupational history. *American Journal of Occupational Therapy, 23*(4), 329–334.

Mosby's medical, nursing, and allied health dictionary (5th ed.) (1998). St. Louis, MO: Mosby.

Tigges, K. N., & Marcil, W. M. (1988). *Terminal and life-threatening illness: An occupational behavior perspective*. Thorofare, NJ: Slack, Inc.

Trombly, C. A., & Podolski, C. R. (2002). Assessing abilities and capacities: Range of motion, strength, and endurance. In C. A. Trombly & M. V. Radomski (Eds.), *Occupational therapy for physical dysfunction* (5th ed., p. 83). Philadelphia, PA: Lippincott Williams & Wilkins.

Wheatley, C. J. (2001). Evaluation and treatment of cognitive dysfunction. In L. W. Pedretti & M. B. Early (Eds.), *Occupational therapy practice skills for physical dysfunction* (pp. 444–445). St. Louis, MO: Mosby.

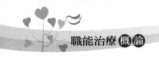

職能治療師常治療的
疾病

本章目標

讀完這個章節後，讀者應該能：

- 熟悉職能治療師治療的發展障礙。
- 熟悉職能治療師治療的精神疾患。
- 熟悉職能治療師治療的生理殘疾。
- 對於每種障礙之職能治療過程有基本的認識。
- 了解疾病合併症的概念。

◆ 引言

　　本章將描述多種經常被職能治療師和職能治療生所治療
的疾病和障礙。這並不是一份完整的清單，而且在這裡要強
調，職能治療服務幾乎可以運用在患有任何殘障或障礙的人
身上。

　　為了讓你日子好過一點，我將這些障礙分成三個主要的
部分：發展障礙、精神疾患和生理殘疾，每個部分都依照病
症字母的順序排列，且給予每個病症一個概觀論述，接著為
每個病症描述可能的職能治療介入概述。不過，雖然疾病或
殘障的症候和症狀可能類似，但每個人都是不同的，所以介

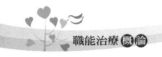
入必須為個別的個案量身訂作。同樣地，每位治療師也都不同，雖然整體的介入過程是固定不變的，但個別的治療師大多會在進行時加入自己的詮釋，職能治療的介入並沒有詳細的說明書——只有指導方針。

本章並未深入探究細節，我鼓勵讀者閱讀更高階的教科書或特別的網站，以獲得更多詳細的資訊。然而，話雖如此，在本章的某些專業術語是有點挑戰性，但卻無法避免不使用。

在本章所描述的症狀和障礙不一定只會單獨發生，許多人經常患有多種疾病（參見圖8-1）。例如，一名中風而接受治療的病人也可能同時患有多種其他生理疾病，這就被稱為合併症。這名病人可能體重過重且患有糖尿病，這兩者都可能是病人中風的原因，同樣一名病人也可能有憂鬱症的症狀，而且可能在中風前就有、也可能沒有；雪上加霜的是，

107

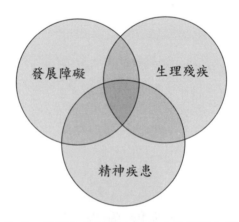

◀ 圖8-1　生理、發展和精神等方面的疾病經常交錯在一起，所以生活經常是錯綜複雜的

這名病人還可能心智不足。而且生理、精神和發展障礙也可能經常交錯在一起。

　　大多數的職能治療師和職能治療生傾向於專攻某一特定領域，因此，下列的清單並不代表任何治療師應對所有疾患的治療有萬全的準備。

發展障礙

　　發展障礙是孩子出生時就有的症狀，被稱為先天性殘障或出生缺陷，症狀也可能發生在兒童期或青春期早期。在從前，很多這樣的孩子會夭折，活下來的大多數也會被送進機構中，過著日復一日無意義的日子。隨著現代醫學的進步，發展性損傷的孩子生存率顯著地增加。此外，專業醫療人員的介入——包括職能治療師在內，也協助提升這些孩子及其家人的生活品質。

　　發展性殘障和障礙的種類廣泛且複雜，每個小孩都應被當成獨特的個體來進行評鑑，且其需求應由職能治療師來決定（職能治療師只是醫療照護或復健團隊的一部分），但孩童及其家人也應是團隊中不可或缺的一部分。

注意力缺損過動症

　　注意力缺損過動症（ADHD）是一種行為障礙，特徵具有注意力缺乏、過動、易衝動嚴重到損害孩童參與所給予的活動的能力。通常監督這些孩子都會被視為非常具挑戰性，他們時常在社交情境中製造問題——尤其是在學校裡。但從正面來看，患有注意力缺損過動症的孩童通常非常具有創造力，因為他們可以「跳出原有的思考模式」。

108

　　但這個診斷卻有些爭議。許多人認為注意力缺損過動症被過度診斷，且為了控制孩子而造成許多孩子被過度用藥，這同時也在扼死孩子的創造力。因此，對於這類疾患的診斷和治療還是很有爭議性的。

　　而注意力缺損過動症孩童的職能治療介入可能包括：藉由感覺統合技巧的感覺動作訓練，協助孩童安靜且放較多的心思在指令和細節上。其他職能治療可能處理的部分包括：精細動作訓練、手眼協調訓練、降低易衝動行為和遵守指令（Reed, 2001）。

◎ 泛自閉症障礙症候群

　　泛自閉症障礙症候群（autism spectrum disorders, ASD）也稱為廣泛性發展障礙（pervasive developmental disorders, PDD），是會侵襲孩童的疾病，其特徵為損害溝通和社交技巧，且會伴隨著刻板行為像前後搖晃、撞頭和自我傷害行為（National Institute of Mental Health, 2004）。

　　這類型疾患中最嚴重的是自閉症，特徵是社交及互動技巧缺乏、接收和表達溝通技巧有障礙，以及過度全神貫注在特定的活動上，且很難改變例行性程序的重複性行為。

　　自閉症中較輕微的是亞斯伯格症候群（Asperger's syndrome, AS），患有亞斯伯格症候群的孩子傾向於有正常到高於正常以上的智商，但有社交技巧的困難，且呈現對特定區域和特定例行公事有過度的興趣，傾向於難以閱讀他人的心情和身體語言，因此常會導致怪異的社會互動。

　　泛自閉症障礙症候群的職能治療介入可能會根據孩童的需求，藉由感覺統合方法協助刺激或幫助孩童平靜下來，其中需要注意的特定區域包括：發展遊戲技巧、互動技巧、溝通技巧和一般日常生活活動的獨立（Reed, 2001），且治療師須小心提防不要過度刺激孩童，因

為這會導致他們變得焦躁不安且停擺。

　　蕾特氏症（Rett syndrome, RS）是一種罕見的泛自閉症障礙症候群，也是一種遺傳性的發展疾患，且通常好發於小女孩。新生兒在外表和發展上通常顯得很正常，然而，在六至十八個月大時，會有明顯的改變產生，包括：頭圍（head circumference, HC）生長緩慢、表達性語言障礙、失去有意義的手部動作、重複性無意義的手部動作，以及行走能力的損害。其他的症狀還包括：**肌張力過低**（hypotonia）、對遊戲活動不感興趣、類自閉症症狀、心智不足、肌肉萎縮和**脊柱側彎**（scoliosis，側面、斜向一邊或脊椎彎曲）。

　　職能治療介入對患有蕾特氏症的小孩而言，是極為重要的。治療的重點（會同聽語治療師）包括手部至嘴部的動作以刺激進食和吞嚥（Reed, 2001）。任何感覺刺激活動都是重要的，讓孩子拾起並在手中以有意義的方式操控物體應該是治療過程的一部分；其他強調的領域應該還包括：洗澡和穿衣技巧的訓練。

癌症／血癌

　　或許沒有其他任何孩童時期的疾病比癌症（cancer）的診斷還令人害怕。每年約有一萬七千名孩童被診斷出患有癌症，儘管現代醫療進步，但仍有 35%——約五千名孩子死於癌症。目前癌症的療法包括：手術、化學療法和放射線療法；所有的治療對孩子及其家人都將造成巨大的影響。

　　我們都看過正在接受癌症治療的孩子的照片——特別是血癌；我們可能在迪士尼樂園或喜願基金會（Make-A-Wish Foundation）免費招待的地方看到他們的光頭，我們會覺得非常同情。之所以舉辦這類旅行，是為了讓病症末期或重病的孩子可以感受到生命的價值，我們想讓這類孩子能盡情地享受生命，而非每天活在病痛和不適中，或時

109

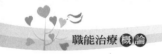

時想著死亡。

職能治療師也可以在這方面幫忙;藉由讓這些孩子參與玩樂的主要職能表現(以及當學生),職能治療師或職能治療生可幫助孩子變得堅強、有活力,以及得到某種程度的獨立。曾經看過電影「心靈點滴」(*Patch Adams*)(我非常推薦這部電影)的人可能還記得 Patch 走進孩童病房的那一幕——他穿得像小丑一樣,逗孩子們發笑。在電影中,這些事讓那些孩子的生活起了巨大的變化;在現實生活中,玩樂、嘻笑、個人投入任何活動的感覺對個人的免疫系統都有正面的影響,在許多案例中,是真正代表生與死的不同。

腦性麻痺

腦性麻痺(cerebral palsy)是造成孩童殘疾中最常見的病症,可能是在出生前(產前)、生產過程中(出生前後)及出生後(產後)所造成的腦部損傷;任何孩子在出生至十二歲間,曾遭受嚴重的腦部損傷且有生理障礙(physical impairment),便視為患有腦性麻痺。

腦部損傷可能由多種情況造成,例如:缺氧症(anoxia,腦部缺氧)、腦出血、懷孕期間的母體感染(maternal infection)、難產或產程遲滯(prolonged labor)、產鉗分娩(forceps delivery)、腦瘤(brain tumor)或腦部創傷。腦部受傷的特定部位將決定所呈現的症狀類型,且說話和認知功能有可能會受影響。

腦性麻痺一共有三種主要類型:痙攣型(spastic)、徐動型(athetoid),以及運動失調型(ataxic)。**痙攣型**腦性麻痺會導致過度的肌肉張力,會造成手臂和腳的過度彎曲或伸直,若沒有治療性介入,這類腦性麻痺的孩童可能發展出**關節攣縮**(contracture,肌肉縮短),導致運動受限。

徐動型腦性麻痺的孩子會不斷地有非自主性動作,會出現臉部歪

110

曲、手部會出現緩慢扭曲的動作（有時候會出現在雙腿），壓力和情緒會增加這些非自主性肌肉動作。

運動失調型腦性麻痺的孩童通常缺乏平衡感，且手腳會出現不協調動作，導致行走與自我照顧上的困難。每一類型腦性麻痺的嚴重度會因人而異，但全都會有某種程度的殘疾。

根據腦性麻痺的種類和嚴重度的不同，會有不同的職能治療介入，也會因個別個案的需求而有所不同。許多孩子（和成人）需要特殊的輪椅擺位以便可以參與日常活動，例如吃飯或在課堂上寫筆記；也有些人可能需要預防關節攣縮或增進功能的手部副木；還有些人可能需要特殊的神經生理運動用以協助肌肉張力正常化。

職能治療師也專精於為患有腦性麻痺（和其他發展障礙）的孩子改造玩具，以便讓孩子能夠獨立地控制玩具。這些改造大多需要遙控裝置、大開關或是用眼球運動控制的玩具。

◎ 發展遲緩

發展遲緩（developmental delay）一詞用於描述孩童未能成功地到達**發展里程碑**（developmental milestones），例如，身高和體重符合其所在之年齡族群。發展里程碑是一連串特定年齡的標準——將一名孩子和其他數千名同年齡的孩子所進行的比較。例如，一名六個月大的孩子，應能在少許的支撐下自行坐起來；而十二個月大時，應可以自己站起來且在沒有支撐的情況下站立一小段時間；十八個月大時，小孩應可以在沒有協助的情況下自行走路（奇怪的是，我的三個孩子都在同一個時間會跑會爬，而我卻很懷念那些他們坐著的時光）。這些里程碑只是平均值或常態（參見圖 8-2），一個遲遲未達成或無法達成這些里程碑的孩子，就被認為是發展遲緩。

具有障礙的孩子可能較遲達到這些發展里程碑，或完全無法達

111

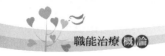
年齡	發展里程碑
一個月	在俯臥時能抬起頭來
	視覺會跟隨著刺激
兩個月	微笑
	能辨認母親
六個月	能獨立坐起來
十個月	能搭著物品站起來
十二個月	能獨立行走
	使用杯子或湯匙
十八個月	可以自己上樓梯
二十四個月	可以自己下樓梯
三歲	可以自己穿衣
五歲	可以自己綁鞋帶

◀ 圖 8-2　簡易兒童發展量表

成；但職能治療師可藉由安排活動協助孩子達成某些里程碑。我們無法控制孩子的身高和體重，但可治療像翻身和坐立的發展里程碑。

◎ 唐氏症

唐氏症（Down syndrome）也就是大家所熟知的三染色體 21（trisomy 21）和蒙古症（mongolism），是第二十一對染色體異常所造成的疾病。罹患唐氏症的人有著特殊的外貌，包括：歪斜的杏眼〔用當紅的政治不正確（politically incorrect）譯注 13 的用語來說就是「蒙古

譯注13：政治不正確：在美國，有許多人十分重視人道關懷及少數民族／弱勢團體的權益，尤其是在種族、性別、性別傾向或生態等議題上。這些人經常看不慣某些人在指涉社會上較弱勢的人時所流露的輕蔑，因此批評這些人講話通常是「政治不正確」，並強力主張大家要無時無刻使用政治正確的用語。這

症」）、小嘴巴和突出的舌頭等。此外，這類個體的智商（intelligence quotients, IQs）通常約在 30 和 50 之間（Professional Guide to Diseases, 2005）。

雖然這些孩子的智力是屬於輕度至重度的智能不足，但他們之中有許多人是屬於可教育性的。職能治療的重點放在日常生活活動技巧上，例如：洗澡、穿衣和做家事；也可以訓練這些孩子職業技能，讓他們透過職訓計畫或其他方案找到工作。

唐氏症患者的職能治療有多種不同的方式。像洗澡和穿衣等自我照顧活動，在讓個案可以更獨立執行日常生活活動上有很重要的幫助；也可以處理進食的問題，因為許多患有唐氏症的人無法控制吐舌的動作，因而可能影響進食。

112

目前根據智能不足的程度，要教導唐氏症患者日常生活活動技巧是有其困難度的，有時候可能需要加入**前序連鎖法**（forward chaining）或**倒序連鎖法**（backward chaining）的教學技巧。前序連鎖法是指從頭到尾依序教導一項活動，這是大多數人所學到在進行任何新活動時會使用的方法；所謂倒序連鎖法，正如你所猜想的，是指從活動結束或最後一個步驟倒著教起的教學過程。

例如，假使一個人使用前序連鎖法學習如何穿襯衫，那他會將襯衫拿起，放好正反面（有標籤的在後面），然後將手臂伸進正確的袖子，從領口將頭套進去，然後將襯衫從頭上往下拉。

若是以倒序連鎖法教導同一項活動，會先從將襯衫穿在身上開始，然後將領口從頭部拉出，接著將一邊的袖子從一隻手臂上脫掉，再脫掉另一隻，最後將襯衫完全脫掉，然後將襯衫放在床上。這種倒

幾年來，美國人為了要確保政治正確（politically correct），紛紛改變以往對社會上弱勢族群的稱呼。

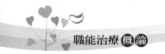

序連鎖法通常用在智商非常低的人身上。

◎ 遺傳性表皮分解水皰症

遺傳性表皮分解水皰症（epidermolysis bullosa, EB）是一種罕見的先天性水皰症皮膚病，皮膚很容易起水皰。在許多案例中，水皰會蛻皮，在皮膚表面留下傷口造成劇烈的疼痛且易於得到感染，當皮膚不斷重生時，有時會導致手指或腳趾黏合在一起，使得病人在操作物體或精細動作活動上變得困難或無法達成。其他的關節像手肘和肩膀，也可能因為不斷地蛻皮和重生而造成關節受限。

水皰症患者必須經常在傷口處（潰瘍處）敷上藥用紗布，且每隔幾天就要更換，這個過程非常費時且相當疼痛。

職能治療師可以藉由教育水皰症患者使用輔助性工具，讓日常活動變得比較容易，也可藉由改造水皰症患者的環境來提升功能和獨立性。例如，使用萬用套（universal cuff）協助水皰症患者握住像餐具、牙刷和其他自我照顧的用品，這對水皰症患者而言是非常有幫助的；改造筆或電腦鍵盤協助水皰症患者更容易進行書寫或打字，也是很有幫助的。

113

◎ 生長遲滯

生長遲滯（failure to thrive, FTT）是指兩歲或兩歲以下的孩童體重沒有增加，或成長的身高和體重低於同年齡孩童的標準。造成生長遲滯的原因可能是器質性的，例如：先天的障礙或疾病，包括：囊腫纖維症（cystic fibrosis, CF）、糖尿病和人類後天免疫缺乏病毒（也稱愛滋病毒）（human immunodeficiency virus, HIV）感染；非器質性原因包括：營養不良、兒童虐待和疏忽（Denton, 1986）。

「生長遲滯」一般是指孩童在生長發育方面的遲緩，通常不重視

反常的情緒、智力或社交發展，雖然這些都可能因生長遲滯而產生。

　　生長遲滯的職能治療介入通常將焦點放在孩童的遊樂和進食技巧上，再加上人與人之間的人際互動。Denton（1986）曾建議評估孩童的全面反應、易怒程度、姿勢和動作模式，以及口腔運作功能（oral-motor functions）的缺陷。而粗大動作和精細動作技巧的發展也可以協助增強肌肉力量、耐力和活動的參與度。

廣義胎兒酒精症候群

　　廣義胎兒酒精症候群（Fetal Alcohol Spectrum Disorder, FASD）包括：胎兒酒精症候群（Fetal Alcohol Syndrome, FAS）、胎兒酒精效應症（Fetal Alcohol Effects, FAE）、部分胎兒酒精效應症（Partial Fetal Alcohol Effects, pFAE）、酒精相關神經發展疾患（Alcohol Related Neurodevelopmental Disorders, ARND）、靜止性腦部病變（Static Encephalopathy, SE）和酒精相關的先天畸形（Alcohol-Related Birth Defects, ARBD）。造成這些疾病的原因都是婦女在懷孕期間飲酒所導致的，而傷害的程度和懷孕期間的飲酒量有關。在美國，婦女懷孕期間飲酒是導致胎兒先天畸形的主因，這也是最可以被預防的。

　　這些疾病中最嚴重的是胎兒酒精症候群，患有此症的孩童可能會出現出生時體重不足、生長遲滯、發展遲緩、臉部畸形、癲癇、協調性和精細動作技巧差、學習障礙、推理能力和判斷技巧差，以及社交和行為問題。日後，這些孩子也是精神疾病、犯罪行為和失業的高危險群。

　　職能治療師最重要的角色是預防，透過教育懷孕婦女和可能懷孕的婦女有關懷孕期間飲酒的危險性；預防也是最重要的。

X染色體脆折症

X染色體脆折症（Fragile X syndrome）是遺傳性疾病，導致的原因是X染色體的損壞。你可能還記得：男性有X和Y染色體，女性則有兩個X染色體；因此，X染色體脆折症在男性與女性身上會有不同的症狀。

X染色體脆折的症狀包括：智能不足、自閉、過動，以及一種神經學上的疾病——稱為X染色體脆折相關顫抖運動失調症（Fragile X-associated tremor ataxia syndrome, FXTAS），會影響平衡、協調和記憶。

職能治療師在治療 X 染色體脆折症的孩童時，其治療方法會和治療自閉症或智能不足的孩童類似。利用感覺統合技巧可使肌肉張力和注意力正常化，活動也會盡可能大量地圍繞著遊玩打轉；若孩童患有 X 染色體脆折相關顫抖運動失調症，治療師會利用加重的玩具或餐具以降低在活動中可能產生的顫抖。

人類後天免疫缺乏病毒／愛滋病

人類後天免疫缺乏病毒（HIV，也稱愛滋病毒 AIDS）是造成愛滋病的原因，出現在 1980 年代早期，十年後，第一代愛滋病毒陽性反應的寶寶出生，主要是由有毒癮的母親、妓女，或兩者兼具的母親所生。愛滋病毒是一種會破壞人體抵抗病毒侵入能力的病毒，造成身體沒有保護力，倘若未接受治療，最後將會導致重病和死亡。

愛滋病毒可以在婦女懷孕、分娩期間，透過母體直接傳染給胎兒，甚至在生產後（透過哺餵母乳）傳染給小孩。雖然大多數由感染愛滋病的母親所生下的寶寶，一開始測試都是愛滋病毒陽性反應，但在十五至十八個月後，許多寶寶會有血清轉換或呈陰性反應。

114

　　愛滋病毒陽性反應的孩童很可能因兩項正常孩童期的感染而經常生病，例如：內耳炎和感冒，以及伺機性感染（opportunistic infections, OI）**譯注14**，這類感染通常對有正常免疫系統功能的人不會造成影響。

　　由於孩童的身體缺乏免疫力的保護，所以可能會經歷生長遲滯、發展遲緩、癲癇、腦性麻痺和智能不足。簡單地說，由於免疫系統功能失常，所以凡事都可能往不好的方向發展。

智能不足

　　智能不足（mental retardation, MR）是智力發展不正常的症狀，會影響學習和社交行為（*Professional Guide to Diseases*, 2005）。造成智能不足的原因很多，且經常會併發其他的疾病，例如：腦性麻痺、唐氏症和妊娠期併發症（pregnancy complications）。

115

　　智能不足是透過如斯比量表（Stanford-Binet Intelligence Scale）等智力測驗決定的，其嚴重程度則由個案的智商決定。圖 8-3 由分數和診斷簡述不同的智力等級。

　　針對智能不足個案的職能治療介入焦點放在自我照顧活動，例如：洗澡、穿衣、準備簡單的餐點和基本的家事技巧。假如個案是參與職業課程，那麼職能治療師可著重在與工作相關的活動上，例如，讓工作環境更容易使用，且提供有助於讓工作更順利的適當設備。有許多教導技巧會使用到之前所提及的前序連鎖法和倒序連鎖法。

肌肉失養症

　　肌肉失養症（muscular dystrophy, MD）是一群基因遺傳疾病，其

譯注 14：伺機性感染（OI），指免疫力變差時，病原體（病毒、細菌、黴菌、原蟲等）會趁機侵入、感染人體造成疾病。

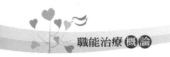

智商	說明
10-24	極度智能不足
25-39	重度智能不足
40-54	中度智能不足
55-69	輕度智能不足
70-84	智能不足邊緣
85-99	低於一般標準
100-114	一般標準
115-124	高於一般標準
125-129	優秀
130-140	非常優秀／天才

◀ 圖 8-3　智商等級表

特徵是骨骼肌（skeletal muscles）漸進地虛弱和退化（National Institute of Neurological Disorders and Stroke, 2005）。肌肉失養症會造成肌肉虛弱、損壞或肌肉組織的萎縮，導致活動困難或無法活動。雖然有數種不同類型的肌肉失養症，但本章將重點放在孩童時期會出現的類型：肌強直型肌肉萎縮症（myotonic muscular dystrophy, MMD）、裘馨氏肌肉失養症（Duchenne muscular dystrophy, DMD）、貝克型肌肉萎縮症（Becker muscular dystrophy, BMD）和肢帶型進行性肌肉萎縮症（limb-girdle muscular dystrophy, LGMD）。

116　　　肌強直型肌肉萎縮症的特徵是手指、臉部和腳的肌肉抽筋，使個案在走路時，必須抬高腳的步伐才能讓腳離地。肌強直型肌肉萎縮症在人一生中的任何時期——從幼兒時期到成人期——都可能發病，而且是成人肌肉失養症中最常見的類型（Muscular Dystrophy Association, 2005）。除了肌肉虛弱外，也可能有心臟問題和一般人熟知的眼疾白內障，此眼疾會造成眼睛水晶體混濁且損害視覺。

面肩胛肱肌失養症（facioscapulohumeral muscular dystrophy）通常會影響十至十五歲的孩童，此疾病主要會造成臉部、肩膀和手（因此而命名）的虛弱，但也可能影響腳部肌肉。

一般最常見的肌肉失養症可能要算是裘馨氏肌肉失養症了，其通常好發於二至六歲的男孩身上。當大多數人想到肌肉失養症時，他們所想到的其實是裘馨氏肌肉失養症。此疾病一開始會先影響骨盆和腿部的肌肉，造成孩子走路呈現搖擺式步態（waddling gait），且經常會踮著腳尖走路。最後，當其他肌肉也受到影響時，大多數患有裘馨氏肌肉失養症的孩童必須仰賴輪椅行動。當小孩漸漸成長後，可能會出現心臟和呼吸問題，大多數存活的小孩頂多只能活到三十歲而已。

貝克型肌肉萎縮症和裘馨氏肌肉失養症很相似，雖然發病年齡較晚，且病人通常到三十多歲都還能走路。

最後是肢帶型進行性肌肉萎縮症，此疾病會侵襲男孩和女孩，且通常好發於青少年期或成年早期。此類肌肉失養症一開始先影響髖關節，然後往上移至肩胛關節，造成手腳虛弱。發病後二十年內，病人將很難自行行走且可能需要仰賴輪椅。

胎兒期暴露在毒素中

懷孕婦女為了尚未出生的胎兒，會非常注意所攝取的食物、飲料、吞嚥和呼吸的東西。母親所攝取的每樣東西都會嚴重影響胎兒的發展，任何會干擾正常胎兒發展的物質都稱為畸胎原（teratogen）。所謂的畸胎原包括：藥物和化學物品（尤其是酒精）、母體感染（例如：德國麻疹和巨細胞病毒），以及母體的疾病（包括：糖尿病和狼瘡）（*Mosby's Medical, Nursing, and Allied Health Dictionary*, 1998）。

畸胎原的影響會造成如：胎兒酒精症候群、智能不足、腦性麻痺或肢體和器官的畸形等疾病。簡單地說，任何物質在任何階段干擾胎

117

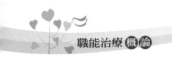

兒的發育，都會造成先天缺陷。

受到畸胎原影響的孩童，其職能治療介入會因每個孩子的情況而有所不同，也會因孩子的特殊問題而不同。這些缺陷可能是肉眼明顯可見的，例如：肢體殘障，或是不明顯的缺陷，例如：智能不足。

最著名的畸胎原實例發生在 1960 年代，當時世界各地許多懷孕婦女都服用鎮靜劑 thalidomide。因服用 thalidomide 所造成的先天缺陷有很多種，端視母親服藥時的胎兒發展階段而定，一般最常見的是手腳發育不全，例如：沒有手指和腳趾，或手指、腳趾間長蹼。職能治療師必須協助這些孩子學習如何讓他們所擁有的肢體產生作用；在某些案例中，還會教導這些孩子使用替代的義肢。

嬰兒搖晃症候群

嬰兒搖晃症候群（shaken baby syndrome, SBS）是我們這個時代的悲劇，也是罪大惡極的兒童虐待方式。嬰兒搖晃症候群發生在嬰兒時期，通常在十二個月大或更小時，被成人劇烈地前後搖晃（通常是因為哭泣不止），而造成孩童的頭部及頸部類似頸部扭傷，引起顱內出血、腦水腫和視網膜出血（Poskey, 2005）。

由此所造成的傷害是非常嚴重的，假如孩童僥倖存活下來（有30%的受害者會死亡），將可能會半盲或全盲，且在自我照顧上大部分都需要倚賴他人，也可能會成為腦性麻痺、生長遲滯和發展遲緩。而傷害所造成的損傷程度將是職能治療師或職能治療生決定治療方法的依據。

鐮刀狀細胞疾病

鐮刀狀細胞疾病（sickle cell disease）有時被稱為鐮刀狀細胞貧血，是一種遺傳性疾病，會造成正常的圓形紅血球變形，並被硬且黏

稠的鐮刀狀細胞取代，阻礙了正常的血液流動，造成疼痛、傷害和貧血（The Sickle Cell Information Center, 2005）。鐮刀狀細胞疾病最常出現在非裔美國人身上，但也會發生在地中海民族的後裔身上，包括：阿拉伯人、希臘人、義大利人和印度人。鐮刀狀細胞的特徵是防禦瘧疾，假如父母親一方帶有鐮刀狀細胞基因，而另一方沒有，那麼小孩便有對抗瘧疾的抵抗力；然而，假使父母雙方都帶有鐮刀狀細胞基因，那麼後代便會出現鐮刀狀細胞疾病——這是無益的。

118

鐮刀狀細胞疾病的併發症包括：疼痛（尤其是在關節部位）、中風、增加被感染的機率、黃疸、腎臟疾病、貧血和生長遲緩。

脊柱裂

脊柱裂（spina bifida）是懷孕前三個月有一或多節下背〔薦椎（lumbosacral）〕脊椎骨閉鎖不全所造成的疾病。此問題的嚴重度可從輕微只有幾個症狀〔隱性脊柱裂（spina bifida occulta）〕到嚴重〔脊髓脊膜膨出（myelomeningocele）〕會造成癱瘓和大小便等問題。

針對脊柱裂孩童的職能治療介入可包括：上肢肌力強化訓練用以彌補下肢虛弱或癱瘓、大小便訓練，以及輔助工具的取得與教育；治療的重點放在增進孩童在職能表現領域的獨立性，尤其是在自我照顧和工作（學校）技巧方面。

感覺統合異常

感覺統合異常（sensory integration disorder, SID）是用來形容造成孩童（或成人）對於進入大腦的刺激難以整合或理解的疾病總稱，這些刺激來自於視覺、嗅覺、味覺、聽覺和觸覺。感覺統合異常也可能在其他疾病中被發現，例如：泛自閉症障礙症候群、腦性麻痺、注意力缺損過動症和焦慮症。

罹患感覺統合異常的孩童可能會顯露出多種症狀，包括：對聲音、光線、特定的食物質地或觸碰〔觸覺防禦（tactile defensiveness, TD）〕敏感；語言和動作技巧發展遲緩；在動機和社會互動上有問題等等。

感覺統合異常是由職能治療師 A. Jean Ayres 在 1970 年代晚期發現並命名的一種疾病。Ayres 從研究中發展出一套建立在感覺統合上的治療性參考架構，可有效協助整合背棄感以激發孩童的正常功能，因此，可以促進孩童參與像學校功課、自我照顧技巧和遊玩等活動。

感覺統合活動包括那些刺激和抑制中樞神經系統（central nervous system, CNS）的五種感覺，也同時促進或抑制負責平衡、空間導向（orientation in space）和姿勢的**前庭系統**（vestibular system）。

119

一個感覺統合活動的好例子是利用懸掛網來刺激或抑制孩童的前庭系統；假若一個孩子過動且需要在執行活動前安靜下來，治療師可以將孩子放在網子裡，然後輕柔、緩慢地搖動他，就像我們試著安撫一個嬰兒、哄他入睡，我們可以將他包裹在溫暖的毯子裡，輕輕地搖動他，我們甚至可能會在黑暗或昏暗的房間裡，對他哼著歌。這些都是感覺統合治療師所使用的抑制性技巧。

另一方面，倘若孩童需要刺激以使其更機敏或增加肌肉張力，治療師可能會快速地搖動他，並在網中旋轉他；這些都是促進技巧。試想搭乘雲霄飛車時的感覺，我們知道在雲霄飛車上不可能覺得疲倦或想睡，而且坐完雲霄飛車後，心跳還會加快；這又是另一種前庭刺激使用的方式。

罹患感覺統合異常的孩童在處理每天所經歷的感覺上有困難，不論是強光、巨響或衣服上的標籤摩擦皮膚的感覺，都足以讓感覺統合異常的孩童感到極度不舒服和煩亂。職能治療師在治療這類的孩童時，會協助他們調整這些感覺以便能適當地處理。

戴薩克斯症

戴薩克斯症（Tay-Sachs Disease）是以 Warren Tay 和 Bernard Sachs 命名的，是一種會侵襲孩童的遺傳性疾病，通常好發於東歐猶太裔的後代，會漸進地破壞中樞神經系統。罹患戴薩克斯症的孩童從出生一直到六個月大前，外貌都很正常，在六個月大時，孩童會「漸漸停止微笑、爬行或翻身，會失去抓握或伸手拿東西的能力，甚至會全盲、癱瘓且無法意識周遭的事物」（March of Dimes, 2005）。一直到五歲之前，這疾病對所有的病童都是致命的，到目前為止還沒有治癒的方法。

因為是絕症，所以所有的治療性介入基本上都是安寧照護，但由於職能治療師是要協助人們得到生活品質，所以會推薦病童及其家人使用職能治療服務。職能治療介入也可能包括：感覺統合、粗大動作訓練和日常生活活動訓練；此外，職能治療師也可能會教育家長如何為進食擺位和如何加強職能治療方案。

精神疾患

120

對大多數人而言，精神疾患是個很不舒服的議題。許多人都會公開談論家庭成員的癌症或其他生理問題，卻很少、甚至不曾討論個人的精神健康問題，但根據美國國家精神衛生研究院（National Institute of Mental Health, NIMH）統計，約有 22%的美國人患有某種精神疾患！

伴隨著精神疾患而來的污名化或羞恥都是很真實的。1999 年，美國醫事總署（the surgeon general of the United States）指出，精神疾患的污名化「是精神疾患與健康領域未來進步過程中最可怕的障礙

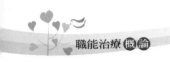
物」（Satcher, 1999）。此外，Brown 和 Bradley（2002）發現：「雖然有五千萬名美國人被清楚診斷出罹患精神疾患，卻只有四分之一的人會尋求精神醫療服務。」（p. 81）這主要也是因為精神疾患所伴隨而來的污名化。

雖然職能治療師的人數不像以往那麼多，但職能治療師也能治療患有精神健康問題的病人。事實上，目前只有 5%的職能治療從業人員在精神科領域工作。如此令人傷感的統計結果是因為精神醫療服務缺乏經費，再加上精神科病人「旋轉門」式的服務；也就是指同樣的人（慢性精神疾患）不斷地回診接受治療，雖然他們似乎從未變得比較好——事實上在許多案例中，狀況還變得更差。新藥物也有助於減緩精神疾患的症狀，因此現今的病人會被以藥物治療且更快地被辦理出院。但真的仍需要更多的職能治療師返回精神醫療領域落地生根。

阿茲海默症

也許沒有任何症狀會比阿茲海默症（Alzheimer's disease）更令人擔憂了。這是一種慢性、漸進的神經疾病，會造成腦組織收縮且導致精神狀態的混亂、記憶喪失、身體和認知功能喪失。當病情惡化時，病人會完全不記得自己是誰，而且在安全和基本需求上，會變成必須完全仰賴他人。美國前總統雷根（Ronald Reagan）（也罹患阿茲海默症）的女兒 Maureen Reagan 曾將阿茲海默症稱為「漫長的告別」，因為個案沒有自我認同感，卻這樣持續活了好多年。

121　我將阿茲海默症歸類為精神疾患，主要是因為強烈的癡呆要素，以及伴隨而來的精神病要素。但顯著的生理障礙要素也存在於此疾病中，包括：肌肉虛弱、喪失自主肌肉控制，以及漸漸增加的疲乏感。

焦慮症

焦慮（anxiety disorders）是一種不安的感覺或害怕不好的事會發生，因而造成憂慮、煩亂不安或緊張。當個案感到焦慮時，他可能會坐立不安、踱步、無法專注或專心。

我們或多或少都曾有過焦慮，至少每位學生都曾經歷過一次考試焦慮；許多準新娘或準新郎在大喜之日前也都曾有過「臨陣退縮」的經驗；很多人寧願在沒有打麻藥的情況下拔牙，也不願在一群人面前說話（順帶一提，害怕公開演說是大多數人最害怕的事）。焦慮是正常的，且在許多案例中，可能是有益的，但當焦慮影響一個人的日常生活運作能力時，焦慮就變成了問題。

焦慮症包括：恐慌發作、懼曠症（agoraphobia，害怕公共場合）、社交恐懼症、特定對象恐懼症（例如：恐鳥症，也就是害怕鳥類）、強迫症（obsessive compulsive disorder, OCD）、創傷後壓力症候群和廣泛性焦慮症（generalized anxiety disorder, GAD）。

一旦被診斷出罹患焦慮症，可以某些藥物進行治療，包括：選擇性血清素再吸收抑制劑（selective serotonin reuptake inhibitors, SSRIs）的Luvox®。藥物可以協助許多人解除焦慮，且學習如何更妥善地處理自身的情況。

職能治療可以協助焦慮症患者將工作分成較小、較能掌控的部分，並教導患者如何妥善管理時間。職能治療師或職能治療生也可以教導個案放鬆的技巧和改變生活型態，藉以減少造成焦慮的情境。

身為臨床工作者和老師，我觀察到許多他人身上的焦慮。一個造成焦慮最大的原因就是，許多人的內在渴望將事情做到盡善盡美；為了達到完美，人們對自己所完成的事一點也不覺得滿意，且經常重做每一件事（在許多實例中，這樣的行為導致所有的事都無法完成）。

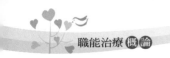

這樣的情況稱為「完美癱瘓」，會適得其反並造成焦慮程度急速升高。職能治療師能協助焦慮症患者最簡單的一件事就是，讓患者了解生命中沒有任何事是完美的，且應該試著為自己的成就感到高興。

122 ◎ 失智症

失智症（dementia）是一種慢性、漸進的腦部疾病，會造成人格的改變、損壞心智功能及判斷力、意識紊亂、健忘、衝動控制能力差（*Mosby's Medical, Nursing, and Allied Health Dictionary*, 1998）。有些失智症是由藥物、酒精和疾病所引起的，這是可被預防的；其他的失智症，像在阿茲海默症、帕金森氏症和動脈血管疾病〔**血管型失智症**（vascular dementia）〕中所見到的，則是無法預防的。失智症經常被用來概括其他症狀，因此，人們經常被誤診為失智症（參見圖8-4）。

針對失智症個案的職能治療介入端視失智症的嚴重度而定。個案123 的安全是最重要的，因此，假設個案可以獨立生活是不合理的。若是輕微失智，職能治療師可協助個案建立每天可輕鬆完成的例行公事，有時候，標籤和便利貼（Post-it® Notes）也可以用來協助個案記住要做的事，例如：關燈或關門。

當失智症變得更為嚴重時，個案會需要更多的監督（基於安全的理由），在日常生活上也需要更多的幫助。可使用預防失去行動能力和刺激感覺的活動，例如：烘焙和陶藝。

然而，到了某些階段，個案會聽不懂別人說的話，因此，治療師會需要直接和家屬及照顧者溝通治療建議。家人可提供適當的擺位、被動關節活動度運動和感覺刺激技巧。

舉止有點怪異的老人經常被貼上失智症的標籤，且愈來愈多人將其描述為阿茲海默症。但這些人中有許多都不是阿茲海默症，而且也沒有失智症，但他們可能有下列這些可被醫治的問題：

- 憂鬱症：憂鬱症在老年人身上發生的機率有四倍之高，其症狀包括：健忘、意識紊亂、睡眠問題和情緒困擾，和失智症極為類似。若不接受治療，憂鬱症可能演變成假性失智症，最後真的變成失智症。一個人也可能同時有憂鬱症和失智症。

- 惡性貧血（pernicious anemia）：惡性貧血是發生在老年人身上的疾病，是維生素B_{12}不足所造成的。有多達20%的老年人有維生素B_{12}不足的問題，此疾病可輕易透過服用維生素B_{12}來醫治。

- 脫水（dehydration）：儘管現在的瓶裝水很方便，但大多數的我們都有某種程度的脫水現象，尤其是老年人，因為大多數老年人口渴的感覺減少，因此水或其他飲料攝取不足。脫水會造成和失智症相似的症狀，不過這些症狀都可在適當地補充水分後治癒。

- 泌尿道感染（urinary tract infection, UTI）：泌尿道感染可導致老年人的心智狀態改變和意識紊亂，有時候這些改變是老年人罹患泌尿道感染的唯一症狀。只要接受正確的治療，例如：適當的抗生素治療，這些症狀就會解除，且個案也可以回復正常。

◀ 圖 8-4 當失智症不是失智症

解離性疾患

解離性疾患（dissociative disorders）涵蓋「意識、記憶、自我認同或對環境知覺」的瓦解（American Psychiatric Association, 1994, p. 477）。這些疾病包括：失憶症、夢遊、神遊和多重人格。解離的症狀經常出現在一個人無法承受重大壓力時，會促使這個人試著將自己和壓力源分離或解離。

長久以來，解離性疾患一直就是娛樂事業最受歡迎的賣點，當年

最受歡迎的電影「三面夏娃」（*The Three Faces of Eve*）（1957），內容就是描述一名女子擁有三種不同的人格：Eve White、Eve Black 和 Jane，這三種人格的衝突導致這名女子尋求心理醫師的協助，最後這名女子被精明、體貼的心理醫師「治癒」了。

職能治療師在治療解離性疾患時，可以將焦點放在時間管理技巧和協助個案將集中精神及基本訓練習慣化，也可以進行放鬆訓練，因為壓力會誘發另一個人格的出現。在治療過程中可能會出現某些問題，因為每個解離的人格都可能有和其他人格不同的需求和興趣。

飲食疾患

當個體出現飲食行為的瓦解時，便會導致飲食疾患（eating disorders）。大多數的飲食疾患發生在年輕女性身上，但任何人都有罹患飲食疾患的風險。

124

飲食疾患有兩種：神經性厭食症和神經性暴食症（bulimia nervosa）。雖然這兩種疾患可能同時發生，但兩者之間是不同的。

神經性厭食症是一種因個案害怕體重增加，而不攝取足夠的食物以達到不增重所導致的疾患。當一位神經性厭食症患者看著鏡中自己八十五磅的身軀時，她會覺得自己看到的是一個一百六十磅重的人，這種對身體外貌的誤解就稱為身體畸形性疾患（body dysmorphic disorder, BDD）。厭食症患者由於減去過多的體重，促使身體為了滿足自身的營養需求而開始反噬。久而久之，嚴重的體重不足導致身體的電解值不平衡，進而引起肌肉損傷、認知困難和心臟病發作。

雖然厭食症的最佳治療方法是適當的藥物和心理治療，但職能治療也能有所助益，尤其是在個案的自我形象部分，例如：食物的採購、準備餐點和進食等活動，對厭食症患者是有益的，同樣地，挑選時髦的衣服、打扮得體、化妝等也都會有所助益。

所謂神經性暴食症是指：在暴食後，藉由自我催吐、過度使用瀉藥和利尿劑，以及過度運動等方式將食物排出體外。所有的這些淨化方式對身體都有可怕的後果：定期催吐會造成聲帶和牙齒的損壞、定期使用瀉藥會造成依賴性，而過度使用利尿劑則會造成電解值不平衡。

暴食症的職能治療介入和厭食症是相似的，包括：營養食物的採購、準備餐點和進食。可以改善身體和自我形象的活動也會有所助益。

情緒困擾的兒童和青少年

身心障礙者教育法案，公法 101-476 將嚴重情緒困擾定義為：

「……一種長期呈現下列一或數種特徵的疾病，且對孩子的教育表現有明顯不利的影響。

A. 無法學習，且非智能、感覺或健康因素所能解釋。

B. 無法和同儕及老師建立或維持良好的人際關係。

C. 在正常的情況下，有不當的行為或情緒表現。

D. 通常情緒是不快樂或憂鬱的。

E. 對個人或學校問題衍生出生理症狀反應或恐懼的傾向。」

（Federal Register, 1999）

有情緒困擾（emotional disturbances）的學生在學校通常會因為許多原因而有障礙，包括：過動、對他人有攻擊性行為或自戕行為、社交退縮、不成熟，以及學習障礙。

針對情緒困擾孩童的職能治療介入，包括：在團體中工作、增進粗大和精細動作技巧、手眼協調技巧。遵守指令和在活動中接受批評也是很重要的，就如同教導孩童如何面對輸和贏一樣重要。在所有活動中，不論結果如何，孩童都應該被鼓勵繼續參與活動。

125

司法精神醫學

「所謂**司法精神醫學**（forensic psychiatry）是指：處理因攻擊性、危險性和不被社會所接受的行為等普遍共同因素而進到犯罪審判系統之族群的疾病。」（Reed, 2001, p. 798）司法精神醫學基本上是處理因犯罪而被監禁的精神病患者，這些個案可能被拘禁在住院機構，例如：高度戒備的精神病院或診所，醫院協助法院決定個案是否有足夠能力接受審判，及因其所犯的罪而被判刑。

職能治療師在這類場合所扮演的角色和在其他場合一樣，但不同之處在於，司法職能治療師必須注意個案是否攜帶任何違禁品（例如：毒品或武器），且需提供對個案的危險等級和能力全面評估的意見（Victoria Schindler，個人的對話，2005 年 11 月）。這些個案必須持續地被評估和治療（Schindler, 2000），此外，Stein 和 Brown（1991）指出，司法個案從具體、實際的方案中獲益最多。

情緒障礙

情緒障礙（mood disorders）大概是現今美國最普遍的精神疾患，且可能是最少被診斷出來和醫治的疾病。情緒障礙可以影響一個人看待自己和周圍世界的方式。為了我們的目標，我們將檢視兩個主要的情緒障礙：臨床憂鬱症和雙極性疾患。

126 臨床憂鬱症（clinical depression）是所有精神疾患中最常見的，因為過於普遍所以又被稱為「精神科的一般感冒」（Seligman, 1975）。在美國有超過兩千萬人罹患臨床憂鬱症，每年得花費將近四百億美元，而女性罹患臨床憂鬱症的機率往往是男性的三倍。

我們偶爾會感到悲傷或情緒不佳：有可能是因為我們和朋友吵架；失去心愛的寵物、朋友或家人；或是覺得其他人都不了解我們。

這些感覺是正常且在短時間內就會消失，然後我們又回到原本的樣子。但對罹患憂鬱症的人而言，這些感覺一直存在，還會憂鬱地覺得世界在和他對立——沒有任何事情是順利的，通常還會自覺這些都是應得的。基本上，對憂鬱症患者而言，烏雲總是密布的。

但憂鬱症不只是心態上的問題，其中也有生理的因素，這些因素包括：無法入睡（或剛好相反，總是一直在睡）；失去食慾，且體重下降（或剛好相反，暴食且體重急劇增加）；對從前喜歡的活動失去興趣；覺得無聊；經常出現突發性的憤怒；經常覺得疲勞；無法專心或記憶事情（參見圖 8-5）。

罹患憂鬱症的人很難讓自己有動機去完成一件簡單的事，很難做決定，也經常會因和自己無關的事感到內疚，這些因素結合在一起會嚴重損害一個人有效參與生活的能力。許多罹患臨床憂鬱症的人會無法工作，最後不是辭職就是被開除；而罹患憂鬱症的學生無法專心，經常會被當掉或被退學。

醫療專業照護人員應該要能辨識出其所照顧的病人身上的憂鬱症狀，即使已經去除這些個案自殺的可能性，但臨床憂鬱症對個案參與治療的能力也有重大影響，甚至可能損害病人由生理疾患中恢復的能

127

食慾混亂，體重增加或減少
睡眠失調
心因性肌肉運動的不安現象或遲緩
疲憊
自我價值感的否定
慢性疾病，例如：胃痛、頭痛、暈眩、心悸、背痛和皮膚感覺異常
健忘
無法專心

◀ 圖 8-5　憂鬱症的症狀

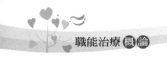

力。許多篩檢工具可以協助臨床醫師辨識憂鬱症。雖然圖 8-6 只列出老年憂鬱量表（Geriatric Depression Scale），但其實還有許多憂鬱量表可供利用，例如：貝克憂鬱量表（Beck Depression Inventory, BDI）、曾氏自評憂鬱量表（Zung Self-Rating Depression Scale, SDS）等。

請依照過去數週的感受選擇最佳答案。

	問題	是	否
1.	基本上你對生活覺得滿意嗎？	是	**否**
2.	你放棄許多活動或興趣嗎？	**是**	否
3.	你是否覺得生活空虛？	**是**	否
4.	你時常覺得無聊嗎？	**是**	否
5.	你是否大部分的時間精神都很好？	是	**否**
6.	你是否害怕某些不好的事會發生在你身上？	**是**	否
7.	你是否大部分的時間都覺得很快樂？	是	**否**
8.	你是否經常感到無助？	**是**	否
9.	你是否比較喜歡待在家裡而不喜歡外出嘗試新事物？	**是**	否
10.	你是否覺得自己比大多數人更有記憶方面的問題？	**是**	否
11.	你現在是否覺得活著是一件美好的事？	是	**否**
12.	你是否覺得現在的你一無是處？	**是**	否
13.	你是否覺得精力充沛？	是	**否**
14.	你是否對自己的處境感到絕望？	**是**	否
15.	你是否覺得大部分的人都過得比你好？	**是**	否

暗示憂鬱傾向的答案是加粗的，每個答案都算 1 分，5 分以上表示可能罹患憂鬱症。

參考資料：Sheikh, J. I., & Yesavage, J. A. (1986).Geriatric Depression Scale (GDS): Recent evidence and development of a shorter version. *Clinical Gerontologist, 5*,165-173. Used by permission.

◀ 圖 8-6　老年憂鬱量表（精簡版）

雙極性疾患是另一種情緒障礙，可嚴重傷害那些受其折磨的人，從前被稱為**躁鬱症**（manic depression）。雙極性疾患會讓一個人經歷極端的情緒，從沮喪、絕望的最谷底到情緒高潮的最高點；這些極端行為不僅會傷害躁鬱症患者，同時也對其家人、同事和社會有很大的傷害。

當處在此疾病狂躁階段時，患者可能會覺得自己什麼事都做得到，卻從未想過後果。通常處在狂躁階段的患者會瘋狂採購，會購買不需要或負擔不起的東西、花費還未擁有的錢（例如：使用信用卡付費或開空頭支票），還可能藥物濫用（使用酒精或街頭毒品）和發生雜亂的性行為，最後可能導致性病或意外懷孕。而經歷極度狂躁的人可能產生**幻聽**（auditory hallucinations，在患者腦中產生的聲音），導致患者做出平常不會做的事。

雙極性疾患的另一面是憂鬱，患者可能會經歷極度的低潮，尤其是他剛從狂躁的高潮跌下且需面對其行動所帶來的後果時：信用卡帳單、失去工作、性病、離婚和監禁等；在此階段的患者自殺率極高。

人格異常

人格異常（personality disorders）是由一大群相關的關係障礙症（relational disorder）所組成，人格異常的患者在日常生活中的人際關係傾向於刻板、沒彈性，這種刻板讓患者很難「融入」社會，就如《精神疾病診斷及統計手冊》第四版（*Diagnostic and Statistical Manual of Mental Disorders, 4th Edition*, APA, 1994）所定義的：「人格異常的內在經驗和行為模式是普遍、不具彈性的，且長久很明顯地脫離個案文化的期望，其發病年齡在青少年時期或成年早期，隨著時間逐漸穩定，最後會導致痛苦或傷害。」（p. 629）

你也許認識患有人格異常的人，只是你可能沒察覺到，許多這樣

128

的人會被認為是「怪人」或其他較輕蔑的稱呼，很不幸地，這些人會在某方面永遠被社會所摒棄。試著從美國精神醫學協會（American Psychiatric Association, APA, 1994）所整理的人格異常清單進行判斷，看看是否能辨認出任何自己所認識的人。

129

妄想型人格異常（paranoid personality disorder）是不信任和懷疑他人的類型，會將他人的動機解釋為惡意的。

類精神分裂人格異常（schizoid personality disorder）是從社交關係中解離的類型，且情感表達的範圍受到限制。

精神分裂型人格異常（schizotypal personality disorder）此類型在親密關係中會極度感到不舒服，認知或知覺扭曲，且有古怪行為出現。

反社會型人格異常（antisocial personality disorder）是不尊重、侵犯他人權利的類型。

邊緣型人格異常（borderline personality disorder）在人際關係、自我形象和情感上不穩定、易衝動。

歇斯底里型人格異常（histrionic personality disorder）此類型會有誇張的情緒，且會尋求關注。

自戀型人格異常（narcissistic personality disorder）此類型會有浮誇、被稱讚的需要，且缺乏同理心。

逃避型人格異常（avoidant personality disorder）此類型會產生社交抑制、對生活感到不滿足，以及對負面評價非常敏感。

依賴型人格異常（dependent personality disorder）此類型會產生服從和極度想被照顧等相關的黏附行為。

強迫型人格異常（obsessive-compulsive personality disorder）是一種會專注於規律、完美和控制的類型。（p. 629）

在我生命中我認識很多這樣的人，事實上，我還曾經和幾個這樣的人約過會。言歸正傳，應該注意的是，一個人可能在同時間患有多種人格異常，這也讓患者更難融入社會並建立有意義的關係。

針對人格異常的職能治療介入會因對象不同而有所不同，端視個案所罹患的特殊類型和職能表現領域的問題而定。Reed（2001）引述Bonder（1995）的話說：因人格異常所引起的職能問題可被分為四個主要的部分：「(1)對自己和他人有錯誤的看法；(2)不當的社交技巧；(3)發展不良的個人價值觀和目標；(4)缺乏自尊。」（p. 812）因此，職能治療介入應該適當地處理工作、自我照顧、玩樂與休閒這幾個部分。

創傷後壓力症候群

創傷後壓力症候群（PTSD）基本上可歸類為焦慮症（APA, 1994）。然而，此疾病在我們的社會上是那麼普遍，所以我為它另寫了一段。

創傷後壓力症候群是因為個案經歷了駭人的生理或情感事件的影響而產生的疾病；此病原本是出現在經歷過戰鬥的士兵身上，以前被稱為砲彈休克症候群或厭戰症，現在的情形也一樣，尤其是在目前經歷過戰爭而退役的軍人身上。然而，許多人也會在事件後罹患創傷後壓力症候群，例如：強暴、搶劫、車禍或兒童虐待。

創傷後壓力症候群的症狀包括睡眠混亂、往事在記憶中突然重現、記憶力受損、恐慌發作、強迫行為、誇大的驚慌反應、憂鬱和易怒，以及偶發的猛烈暴怒，這些症狀會干擾個案和他人互動及有效執行工作的能力。

儘管個案罹患創傷後壓力症候群，但職能治療的最終目的就是要盡可能地協助個案回復到最接近正常的生活。職能治療可以結合藥

130

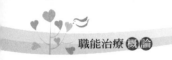

物、認知或「談話」治療，協助個案將「做」當成是處理創傷後壓力症候群的方法。放鬆訓練和休閒活動技巧訓練也可以協助這些個案。

精神分裂症

　　當大部分的人想到精神疾患時，就會聯想到精神分裂症（schizo-phrenia），但很多時候我們是錯的。精神分裂症是一種慢性、漸進的腦性疾病，約影響全世界 1%的人口，光是美國，就有將近兩百萬人罹患精神分裂症，這些患者中有許多人成了幾十萬遊民中的一員，睡在全國各地的地鐵站和公園。

　　和一般看法不同的是，大多數的精神分裂症患者並無暴力傾向，因為他們和「真實世界」的連繫有困難，他們傾向於避免和其他人互動，且表現得非常自我和害羞。另一項對精神分裂症的迷思是，雖然精神分裂症的字面意義是「精神的分裂」，但罹患精神分裂症的人並沒有「分裂」或多重人格（參見解離性疾患）。

　　職能治療的目標之一是鼓勵精神分裂症患者能適切地和他人互動，要能有效地平衡自我照顧、工作、玩樂與休閒技巧，以達成每天的目標，而不只是能生存而已。

　　罹患精神分裂症的人通常個人衛生習慣不好，這讓他們在每日的生活中非常引人注目。職能治療能協助個案了解日常盥洗和適當穿著的重要性，並以此促進正常的人際互動。

131

　　職能治療只是慢性精神分裂症管理中的一部分，雖然藥物不是萬能的，但對這些個案卻非常重要，可以協助他們維持現實感。許多罹患精神分裂症的人在出院後會自行停止服藥，因為他們「覺得好多了」，也自覺看不到繼續服藥的必要性。不幸的是，他們最後的下場通常是再次入院，因為他們又開始出現奇怪的行為。

◎ 自戕行為

自戕是個案故意以多種方式傷害身體組織的過程，例如：割傷、雕刻、抓傷、咬傷、燙傷或烙印、以頭撞物，以及毆打。有些人認為過度刺青和身體穿洞（兩者都是目前最受歡迎的）也是自戕行為（self-injurious behavior）的一種。

人們做出這類行為的理由因人而異。有許多青少年表示：由於體內壓力的形成，讓他們只有透過割傷或類似的方式才能解除；也有些人認為：藉由傷害自己，他們終於能夠「感覺到某些東西」；也有些人以自戕作為吸引注意力的方式；也或許有些人只是單純喜歡受虐。

許多這樣的個案可能有某些問題，例如：憂鬱症、雙極性疾患、創傷後壓力症候群或邊緣型人格異常。自戕行為也常見於泛自閉症障礙症候群和智能不足。哈利波特迷可能還記得家庭小精靈 Dobby 有自戕行為的問題（當 Dobby 察覺自己做出不該做的事時，就會重複地打自己或以頭撞物）。

職能治療師治療自戕行為時的目標在於，讓患者每天能在最理想的狀況下執行職能角色。在治療過程中，職能治療師可以建議某些可替代行為的物品，例如，以放冰塊在皮膚上或用橡皮筋彈皮膚等較少傷害的行為來替代割傷自己，這些替代物可提供患者所渴望的刺激，同時也減輕傷害皮膚的必要性（Anne Burke，個人的對話，2006 年 1 月）。

◎ 藥物濫用

當我們聽到「藥物濫用」（substance abuse）這個名詞時，通常都會聯想到非法的毒品像大麻、古柯鹼、安非他命和海洛因。然而，我們可以將其他物質也涵蓋進來，例如：酒精（在美國、甚至全世界

132

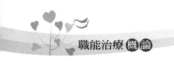
最常被濫用的物質）、香菸，以及被人們拿來吸食以達到飄飄然感覺的數不盡的家用化學品。

為什麼人們要將這些東西吸進自己的身體裡？這個問題最簡單的答案就是：這些東西可以讓人們有短暫的快樂，但通常很快地，藥物濫用的個案就會需要更大的量以達到先前心情愉快的感覺，最後個案在生理或心理上就會變得對所吸食的物質上癮。

治療藥物濫用是多種專業間的努力，包括：住院、使用藥物、個人和團體治療、相關治療。職能治療扮演重要的角色，可協助藥物濫用的個案學習如何在沒有酒精或毒品的情況下管理自己的時間，協助個案重獲支配環境和使用時間的活動，可以讓個案覺得自己是被賦予權力的。

職能治療在精神健康的角色

職能治療在精神健康疾患中的角色是：讓每個個案個別化，同時也對準相同的目標：(1)協助個案準備參與職能；(2)允許個案有效地計畫和使用時間，以便參與日常生活活動；(3)參與適當的社交互動。職能治療介入的程度是由精神疾患的嚴重度來決定（Anne Burke，個人的對話，2006 年 1 月），例如，對第一次精神病發作個案的介入程度，和對罹患慢性精神分裂症且經常漏服藥物的個案會有所不同。

生理殘疾

生理殘疾（physical disability）是所有殘疾中最大的族群，且大多數的職能治療從業人員都在治療這些族群。生理殘疾是後天的，由意外、疾病或年齡相關的身體改變而造成。大多數的人到了生命中的某些點時，可能會經歷短暫或永久的生理殘疾。

肌萎縮性側索硬化症

　　肌萎縮性側索硬化症（amyotrophic lateral sclerosis, ALS）又稱為葛雷克氏症（Lou Gehrig's disease，紐約洋基隊一壘手葛雷克罹患此病而引起大家的注意，最後在 1941 年死於此病），是一種神經退化性疾病，會侵襲腦及脊髓，造成肌肉虛弱、混合性肌肉張力（痙攣和肌肉張力過低）、肌肉萎縮、吞嚥問題和呼吸困難。當疾病發展到後期時，個案會變得更加虛弱且失能。患者通常在發病後五年內過世，且經常是由於呼吸肌疲乏所導致。

　　由於肌萎縮性側索硬化症是一種漸進的疾病，職能治療介入會因殘障的程度而有所不同。通常為讓個案達到同時減低關節攣縮、減少壓瘡或褥瘡的最大功能而調整其姿勢。患有肌萎縮性側索硬化症的人通常有吞嚥的問題，因此，調整其姿勢和食物質地、濃稠度一樣重要，可預防窒息和發展吸入性肺炎的可能性。

　　職能治療介入對肌萎縮性側索硬化症患者而言，是相當重要的，且當個案狀況變糟時，職能治療介入就變得極為重要。在疾病初期，可教導個案運動方案以預防肌肉力量和關節活動度的喪失，也可製作副木以預防未來可能發生的關節攣縮。

　　當個案變得更虛弱且失去肌肉力量時，可能會需要輔助性工具的協助以完成像洗澡、穿衣和進食等活動，也可能需要教導個案有關能量節省和工作簡化的知識，以協助個案明智地使用有限的精力。為了增進功能和預防皮膚損傷，床和輪椅的擺位也很重要。

　　在肌萎縮性側索硬化症的末期，個案可能需要更精密的儀器，例如：環境控制系統，以便個案能控制周遭的環境。環境控制系統要能讓個案從一個控制裝置操控像房間溫度、燈光、鎖住或打開門等。最後，大多數的患者會變成需要完全依賴他人的照顧。

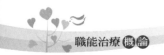

截肢

截肢（amputations）是因為疾病或外傷而以手術移除身體的部位。壞疽是造成截肢最常見的原因，壞疽可能是由外傷或血液供應不足（局部缺血）所引起。其他常見的原因包括：末梢血管疾病（peripheral vascular disease, PVD）、糖尿病、凍傷和燒傷。

職能治療師可以教導個案如何包裹殘肢和穿義肢。若個案是上肢截肢，職能治療師可協助個案學習如何穿義肢，和使用時如何使義肢發揮功能，這些任務可以包括：自我進食、穿衣、駕車或用義肢來使用筆或鍵盤。

關節炎

關節炎（arthritis）或關節發炎可能是全世界最普遍的殘疾症狀。事實上，大多數二十五歲以上的成年人都有某種程度的關節炎，其範圍可從嚴重到輕微，從偶爾疼痛、不適到嚴重疼痛、不適而失去能力，甚至可能需要開刀和置換關節。

關節炎主要有兩種類型：骨性關節炎（osteoarthritis, OA）和類風溼性關節炎（rheumatoid arthritis, RA）。無疑地，**骨性關節炎**是最常見的關節炎，也被稱為**退化性關節炎**（degenerative joint disease, DJD），骨性關節炎是因關節的磨損、破壞而造成，且通常是多年累積而形成，普遍受影響的關節包括：手指、肩膀、髖關節和膝蓋。罹患關節炎的手通常會在手指關節處出現變形的腫塊，也被稱為（依據出現的部位）希博頓結（Heberden's nodes）或布夏氏結節（Bouchard's nodes）。

類風溼性關節炎（rheumatoid arthritis, RA）並未像骨性關節炎那麼普遍，但卻有更大的破壞性。類風溼性關節炎是一種慢性疾病，會

134

引發關節發炎和疼痛。隨著時間的累積，受侵襲的關節——尤其是手指和腳趾的小關節——會嚴重變形，讓個案難以執行簡單的活動。當手指關節變得不穩定時，手部肌肉和肌腱會開始將骨頭拉出，造成手指變形。圖 8-7 是最常見的變形：鵝頸變形（swan neck deformity）、鈕釦指變形（boutonnière deformity）和掌指關節尺側偏移。若能及時

135

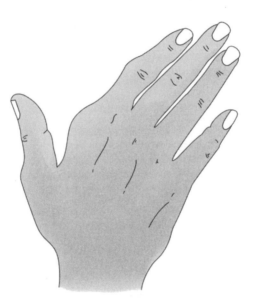

掌指關節尺側偏移

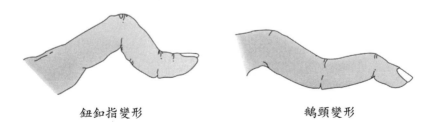

鈕釦指變形 　　　　　　　　　　鵝頸變形

❮ **圖 8-7　由類風溼性關節炎所引起常見的變形**

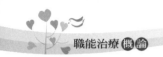

介入,這些變形可在某種程度上被預防,例如:使用副木或細心使用關節保護措施。在重症案例中,受侵襲的關節可以矽膠義肢代替。

職能治療師對任何類型的關節炎患者都有極大幫助。處理關節炎的重點是避免使關節炎的情況惡化,因此可以大量進行個案教育。首先必須教導個案**關節保護**(joint protection),或在不拉傷關節的情況下執行活動的方法,尤其是手腕和手指小關節的部分。重新教育個案安全地打開花生醬罐頭便是關節保護的例子;通常在打開罐子時,會將所有的手指頭放在蓋子邊緣然後扭轉,雖然這個方法很有效率,但會對手腕和手指關節造成極大的拉力,有個替代的方式就是將手掌平放在蓋子上,然後使用手腕和肩膀的力量打開蓋子,此方法會將力量從小關節上重新分配到大關節。

使用**輔助器具**(assistive devices)執行任務以將關節拉力降到最低,這也是職能治療中重要的一部分,尤其是在治療罹患關節炎的個案時。若以打開花生醬罐子為例,我們可以使用許多不論是手動或電動的市售開罐器來達成開罐目標。其他可以讓關節炎患者使用的輔助器具包括:**穿襪輔助器**(sock aid)可讓個案不用彎腰也能穿襪子、以長柄鞋拔(long shoe horn)穿鞋子,以及使用**穿衣輔桿**(dressing stick)脫鞋子和襪子。

136

肥胖病學

肥胖病學(bariatrics)是醫學的分支,主要是處理過重的病人以及和肥胖相關的疾病。美國人口在身體體型上逐漸變大,因此,肥胖病學也跟著成長。人們只要超過理想體重的 20% 便被視為**肥胖**(obese),體重過重導致呼吸困難的個案被稱為病態肥胖(morbidly obese)。

肥胖的人在執行日常生活活動和工具性日常生活活動時,通常會

有困難。職能治療師可以教育這類個案使用輔助器具以協助自己執行下半身的穿著、洗澡和個人衛生等事情。Foti（2005）指出：「在發現問題後，職能治療師可以考慮補償策略、輔助工具、照顧者訓練和資源。」（p. 12）

燒傷

　　每年因嚴重燒傷（burns）而住院的患者高達三十萬人，而其中又約有六千人因燒傷而過世，且大多數的受害者是孩童。燒傷除了會造成嚴重的生理和心理傷痕外，還會造成嚴重的功能喪失。燒傷可以是熱（和溫度相關）、化學或閃電所造成，也可以是由火焰、蒸汽、滾燙的液體、炙熱的金屬、輻射（包括曬傷）和冷金屬所造成。

　　燒傷會傷害並破壞人體最大的器官——皮膚；皮膚是人體對抗感染的第一道防線，若被嚴重損害，不僅會降低身體對抗感染的能力，還會損害身體調節體溫的功能。燒傷的嚴重程度是依其損害皮膚的深度而定（參見圖 8-8），若燒傷的深度愈深，傷害的程度就愈嚴重，而燒傷的範圍——也就是身體總表面積的百分比（%TBSA），指的是身體被燒傷的總面積——被燒傷的百分比愈高，燒傷的嚴重度就愈嚴重，受感染和死亡的機率也愈高。

　　職能治療對燒傷患者而言是相當重要的。許多手部全皮層或真皮燒傷的病人可能會失去手指，且需要調整執行所選的活動。此外，當燒傷漸漸復原時，皮膚組織會由傷疤組織取代，而傷疤組織沒有彈性且會造成關節收縮，導致關節活動度的損害和功能喪失。職能治療師可藉由活動關節、減少傷疤組織和副木製作來預防關節攣縮。

癌症

　　癌症（cancer）是某種細胞的生長不受控制，且侵犯周圍的細胞

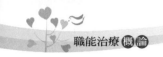
137

淺層燒傷（一度燒傷）

　　燙傷部位紅腫

　　對觸碰敏感

　　沒有起水泡

　　曬傷是一度燒傷的例子之一

部分皮層燒傷（二度燒傷）

　　傷及表皮和真皮

　　燙傷部位變紅

　　對觸碰敏感

　　有水泡

全皮層燒傷（三度燒傷）

　　破壞表皮和真皮層

　　皮下組織也被破壞

◀ 圖 8-8　燒傷的分類

並頻繁流動或轉移到身體其他部位。癌症（希臘語的「蟹」）是美國第二大死因。「癌」這個字讓許多人感到害怕，他們的恐懼是有原因的，在美國，每年所診斷出約一百萬名的癌症患者中，約有半數死於癌症。

　　癌症對病人而言，是痛苦且外貌有所損傷的；雖然歷年來癌症的治療有大幅度的改善，但還是具有侵略性且經常讓病人感到虛弱、噁心、對未來不抱期望。癌症的專門醫師稱為腫瘤科醫師，使用多種方式治療癌症，包括：手術，將癌細胞從病人身上割除；放射線，使用輻射物質摧毀腫瘤；化療，使用化學物質或藥物消滅腫瘤；以及免疫治療，即使用抗體辨識和消滅癌細胞。

138　　針對癌症病患的職能治療介入會因癌症的種類和治癒的可否而有所不同。例如，一位患有乳癌且最近才接受右側乳房切除術（就是把

右側乳房完全移除，包括附近的肌肉和淋巴結）的婦女，將會需要職能治療以協助她重建右手臂的力量和關節活動度；然而，因為許多淋巴組織被移除，患者可能也需要手臂和手部水腫（也稱為淋巴水腫）的介入治療。

除因癌症和乳房切除術所造成的生理問題外，也可能存在其他問題──例如：洗澡、個人衛生和穿衣的困難，這也可以由職能治療師進行治療。在乳房切除術後，許多婦女在自我形象上出現問題，且其中有許多人罹患憂鬱症；這些問題都可由職能治療師來處理。

若癌症無法治癒，那麼在病人臨終前的日子，職能治療也可以提供安寧（提供舒適和減輕疼痛）。不論活動是多麼世俗或瑣碎，職能治療師可以藉由協助個案繼續參與每日的活動，讓病人在剩下的日子裡增加多采多姿的生命，而非僅是活命度日。即使一個人罹患絕症，不論貢獻是多麼渺小，都還是有權利和需求來為社會做出貢獻。

職能治療師看到個案沒有未來並有特定的限制或疾病的過程（Tigges and Marcil, 1988）。因此，絕症的診斷不該阻斷個案參與職能的需求；事實上，參與個人所選的職能任務或許是安寧照護中，僅次於疼痛控制的最重要層面。

◎ 心血管疾病

心血管（cardiovascular）或心臟疾病是美國人的第一大死因；儘管現代手術技術、科技和藥物可幫助心臟疾病患者活得更久，但心臟疾病還是一個重大的問題。造成的因素包括：基因、生活型態、吃過多的加工食品和運動不足。

雖然罹患心臟疾病的病人可以活得比較久，但不見得能活得比較好，這就是職能治療可以協助的部分。身為心臟復健團隊一員的職能治療師，可協助個案將活動分等級以減輕任何不必要的壓力，且隨著

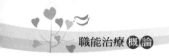
個案的生理和心臟狀況的改善而逐漸增加壓力的分量。治療師也可教育個案能量節省的技巧和使用適當的輔具以促進活動和職能的完成。

腕隧道症候群

腕隧道症候群（CTS）大概是重複性壓迫傷害中最有名的例子，因此，我讓它擁有自己的一小段章節。

腕隧道症候群是一種侵襲單手或雙手三條主要神經之一的正中神經的疾病，會造成正中神經被手腕的骨頭限制。這八根骨頭稱為腕骨，形成一個隧道允許正中神經通過而進入手部，但有時候隧道變狹窄且受限制而壓在正中神經上時，便會損壞正中神經的功能（試著想像壓摺水管以限制水流出的情形）。同理可證，當腕隧道侵犯正中神經時，就會造成神經的傳導受損，也就會導致拇指側的手部麻痹和疼痛，若不治療，會造成手部肌肉喪失或萎縮。

慢性阻塞性肺病

慢性阻塞性肺病（COPD）是描述任何慢性、漸進、無法治癒的肺部系統（肺和相關結構）疾病的總稱，會影響個案呼吸的能力，也就是影響細胞（內在呼吸）和肺（外在呼吸）之間的氧氣和二氧化碳的交換；罹患慢性阻塞性肺病的個案經常抱怨感到疲憊和氣喘，也可能有慢性的咳嗽。

造成慢性阻塞性肺病的原因有肺氣腫、慢性支氣管炎和哮喘，此疾病也可因抽菸、寵物皮屑、花粉、煙霧和空氣汙染、極端的氣溫變化，及大量的氣味（如濃厚的香水味）而使病情惡化。許多罹患慢性阻塞性肺病的人須仰賴氧氣機，且可能需要手動或電動的輪椅代步。

治療慢性阻塞性肺病患者的職能治療師角色經常是教育性的；個案必須學會按計畫避免那些會使病情惡化的環境，也須明白安全課

題，例如：讓火焰遠離氧氣筒（我已經數不清有多少次警告我的個案不能在使用氧氣筒時抽菸）。

或許職能治療師治療慢性阻塞性肺病個案的最大目標應是能量節省技巧的教育；個案在執行日常生活活動時，不應當消耗任何其他不需要的能量。對健康的人來說可能沒什麼大不了，但站在洗手台旁洗手洗臉、刷牙、刮鬍子或化妝是相當耗費精力的，因為大腿和下背肌肉需要相當分量的氧氣以適當地產生功能。而慢性阻塞性肺病患者所需要做的，就像我們坐在高腳椅上完成這些相同的活動一樣，仍是可以在鏡中看到自己，但只需要使用一點其他身體部位也在搶著使用的氧氣。

140

◎ 慢性疼痛障礙

慢性疼痛障礙（chronic pain syndrome, CPS）的徵狀是持續且幾近不間斷的疼痛，患者無法在不使用藥物或針灸、經皮神經電刺激、生理回饋或其他止痛方式的情況下獲得紓解。

慢性疼痛障礙的原因有許多種，僅列舉數例：受傷、關節炎、纖維肌痛症（fibromyalgia）和狼瘡。基本上，罹患慢性疼痛障礙的個案就是自己身體的囚犯，因此其中有許多人會對藥物或毒品上癮，藉此逃避疼痛。此疾病的長期痛苦往往會導致臨床憂鬱症，這也會讓疼痛變得更嚴重。許多罹患慢性疼痛障礙的個案會以自殺來逃避這種痛苦；事實上，自殺是這類病患的主要死因。

疼痛是不太被了解的現象——很少有人了解慢性疼痛。我們需要疼痛告訴我們有些地方不對勁，但當疼痛存在時，它便是在毀滅我們和干擾我們的日常生活。

職能治療師可以用不同的方式協助慢性疼痛障礙患者，例如：使用儀器（如經皮神經電刺激或超音波）、放鬆訓練或分散注意力的活

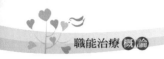

動。所謂分散注意力的活動是指將一個人的專注力從問題上移開的活動——在此案例中的問題便是疼痛。在第一章討論心流的概念時,我們曾提及這種活動的範例,就是讓個案完全專注在一個活動中的狀態,而將所有其他刺激摒除在外,這些刺激也包括疼痛在內。

腦血管意外

腦血管意外(cerebrovascular accident, CVA)通常稱為中風,或許是比其他任何診斷都要常被職能治療師和其他復健人員所治療的疾患。中風是因為一部分或多部分的大腦血液供應被阻斷,而大腦又控制所有的身體功能、感覺和智力,因此中風所引起的問題有許多種,嚴重的程度也可分為輕微、無法察覺到癱瘓或死亡。

大多數的中風是因血栓(血栓性中風)堵住了大腦或周邊的小血管所造成;血栓堵住了大腦某部分的血流,造成那部分的大腦壞死。中風的症狀會因大腦受傷的部位和嚴重程度而有所不同。

第二種中風(出血性中風)的發生是因為腦血管破裂使血液溢流至腦中,造成組織的損害;愈多的血液侵入頭蓋骨並取代腦組織造成更大的破壞,中風的生理徵兆就更為嚴重(例如:說話能力問題、肌肉虛弱和癱瘓)。

我們可以想像中風患者有一側癱瘓(半身不遂)、臉部肌肉下垂,以及有說話的問題等。不論其生理症狀為何,個案在執行大多數人認為理所當然的日常生活活動時,就會出現困難。

職能治療師在治療中風病患時會面臨兩大問題:協助恢復上肢肌肉的功能和使用,並協助個案學習如何在有殘疾的情況下生活。

職能治療師首先需評估個案的生理狀態,以決定哪些生理問題將損害個案的功能。某些程度的虛弱或癱瘓通常出現在身體的一側,職能治療師可以努力讓患側的手臂和手部肌肉張力正常化。若沒有肌肉

141

張力（虛弱或鬆弛無力），治療目標便是增加肌肉張力；若是有過多的肌肉張力（痙攣），目標則是降低張力。為了讓肌肉張力正常化，職能治療師和職能治療生可使用特殊的神經生理學技術，不過此技術已超出本書討論的範圍。

　　不論肌肉張力或其他生理問題是否已被治療，職能治療師都應努力協助個案盡可能地獨立，包括：教導個案如何使用不同以往的習慣來完成活動、示範如何使用輔助器具以協助完成活動。

◎ 昏迷

　　昏迷（coma）是複雜且不被了解的現象；昏迷是完全失去意識的狀態，個案無法和環境互動。許多人將昏迷狀態的人視為熟睡者，不同處在於熟睡的人可輕易被叫醒，而在昏迷狀態下的人無法被喚醒。

　　不同程度的昏迷狀態之範圍可從重度到輕度，此外，也有昏迷指數量表。兩個最常用的量表為格拉斯哥昏迷指數（Glasgow Coma Scale）和瑞氏昏迷量表（Rancho Los Amigos Coma Scale）（參見圖8-9）。這些量表的設計是基於視覺追蹤、發聲和困惑程度，用以確定個案的昏迷程度。昏迷狀態的個案常可從低層的昏迷狀態上升到較高的復原狀態。

143

I. 沒有反應

病人看起來像熟睡且對刺激沒有反應。

II. 全身性反應

病人對刺激有不一致且無目的性的反應，反射通常是有限的，且不論刺激為何，反射都是相同的。

III. 局部反應

（續）

142

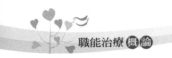

病人的反應是特定但不一致的，且和呈現的刺激有直接關係，例如：頭轉
向聲音的來源或專注地看著出現的物體，病人可能以不一致且延遲的
方式遵守指令。

IV. 困惑─焦躁激動反應

病人在活動的高潮顯得非常困惑、失去方向感，且未察覺正在發生的事
件；病人的行為通常是奇怪且和所屬的環境格格不入；病人無法完成
自我照顧活動。若沒有生理上的殘疾，病人可能在焦躁不安的狀態下
執行自動的動作活動，例如：坐、伸出手和走動，而非是出於有目的
的行動。

V. 困惑不適當─不焦躁反應

病人顯得機敏且對簡單的指令有反應，但對較複雜的指令卻會出現無目的
且隨機的反應；病人對外界的刺激可能會表現出焦躁不安的行為，而
非內在的困惑；病人很容易分心且很難學習新資訊；病人可以在協助下
完成自我照顧活動；病人的記憶力受損，且語言表達通常是不適切的。

VI. 困惑─適當反應

病人表現出目標導向的行為但須仰賴指導提示；病人可重新學習舊的技
巧，例如：日常生活活動，但在記憶方面的問題會干擾病人學習新事
物，且病人開始察覺到自己和他人。

VII. 自動─適當反應

病人自動執行日常工作，但有像機器人似的適切行為和少量的困惑；病人
對活動有些許回憶，對自己的狀態有表淺的察覺，但缺乏深刻的理
解。因為判斷、問題解決和計畫技巧的損失，因而需要極少的監督。

VIII. 有目的性─適當反應

病人是覺醒且有方向感的，能夠回想、融合過去和現在所發生的事情；雖
然壓力容忍、判斷、抽象推理、社交、情緒和智力能力的缺損仍存
在，但病人可以學會新活動且繼續家庭和生活技巧。

◀ 圖 8-9　瑞氏昏迷量表

一個和昏迷相關的疾病稱為植物人（persistent vegetative state, PVS），在這個狀態的個案外表看似清醒、有知覺，但事實上，其高階的大腦功能並不存在，僅依靠低層的腦幹運作，而腦幹則控制生命中樞像呼吸和心跳，所以只要個案的心臟持續跳動，他們就會一直活著。然而，我們必須了解活著和生活不同。

你可能曾聽過在法律訴訟中決定在此狀態中的人是真的活著，還是事實上已經「腦死了」。不幸的是，這些個體不再有高階的腦部功能可讓他們再度思考、感覺、推理或愛，許多這樣的個案毫無意義的活著──無法看、聽、聞或感覺事物，他們沒有辦法和所屬的環境互動。事實上，他們已經不是人類了；即使他們的心臟還在跳動且肺部也還在交換空氣，他們所有的生理功能都在「自動導航」的狀態，但他們必須使用導尿管排尿，為了排便而穿尿布、被翻身、洗澡和穿衣，他們的手臂和腿被調整姿勢以預防攣縮，他們就在這種活死人的狀態下無所遁逃。

複雜性局部疼痛症候群

複雜性局部疼痛症候群（complex regional pain syndrome, CRPS）以前又稱為交感神經失養症（reflex sympathetic dystrophy, RSD），是一種慢性的疼痛症狀，通常會侵襲手部、手臂、肩膀、腳和腿，會引起劇烈且使人衰弱的疼痛，通常和輕微引起疼痛的傷害不成正比。雖然對複雜性局部疼痛症候群並非完全了解，但它被認為是和神經血管有關，包括：血管和神經以及周圍的組織。

複雜性局部疼痛症候群的症狀包括：患部的皮膚溫度改變、劇烈疼痛、腫脹和流汗。此病所造成的疼痛會讓人喪失能力，許多患者會考慮或試圖自殺以逃離魔掌。此病通常發生在中風後，因為好發於癱瘓側的手臂和肩膀，有時又被稱為肩手症候群（shoulder-hand syn-

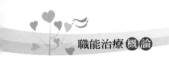
drome），而且會促使個案的復健結果惡化。

　　治療複雜性局部疼痛症候群的個案時，職能治療師的目標是患側手臂和手的功能改善、增加關節活動度、減輕和此病相關的疼痛和腫脹；若是腫脹可被減輕或消除，功能也會改善。為了減少腫脹，職能治療師會使用的技巧如：主動和被動關節活動、患側手臂和手的承重（也稱為壓力承重）、舉高手臂、冷療、副木和壓力衣。

◎ 累積性創傷疾病

　　近年來，因經常參與活動而使身體不同部位出現嚴重疼痛的人口逐漸增加，這類傷害通常和四肢有關，因經常性重複動作所造成，被稱為過度使用症或——近來被稱為——累積性創傷疾病（cumulative trauma disorders, CTDs）。你可能聽過這些疾病的名稱，例如：網球肘、高爾夫球肘、肩旋轉肌腱受傷或跑者膝。

　　職能治療師可使用儀器來治療這些傷害，例如：熱敷和冰敷、超音波和副木。然而，最能有效預防將來復發的方法是評估一個人執行活動的方式，並協助其矯正。

◎ 糖尿病

　　糖多尿症（diabetes mellitus, DM）通常又被稱為糖尿病或「糖」，是身體無法製造或適當使用胰島素的一種疾病。胰島素負責將碳水化合物轉換成身體運作所需的燃料，由於胰島素缺乏或不足，會導致過多的血糖或糖滯留在血液中，所以又稱為**血糖過高症**（hyperglycemia）。

　　最常見的糖尿病為第二型糖尿病，是由於胰臟所製造的胰島素不足，導致身體無法適當運用。有時糖尿病可以用指定飲食、運動或口服藥物來治療，在這樣的情況下，此類糖尿病被稱為非胰島素依賴型

糖尿病（non-insulin dependent diabetes mellitus, NIDDM）。然而，大多數的糖尿病患者每天都必須注射一次或多次的胰島素，以將血糖濃度維持在正常範圍，這類糖尿病則稱為胰島素依賴型糖尿病（insulin dependent diabetes mellitus, IDDM）。此類患者每天都必須監測其血糖濃度以調整胰島素的使用劑量，若使用過多的胰島素，患者可能會出現低血糖或**血糖過低**（hypoglycemia），且可能出現**胰島素休克**（insulin shock）或**胰島素昏迷**（insulin coma）；這是醫療的緊急狀況，若不及時接受治療，很可能會導致死亡。

145

雖然血糖不足在短時間內可能造成死亡，但若長期處於過多血糖的狀況下，也會出現嚴重的後果，例如：高血壓、腎臟問題、心臟問題、失明、截肢和中風（參見圖 8-10）。糖尿病患者最終都會因上述一個或多個問題而尋求職能治療師的協助，而非只因糖尿病而求診。

罹患糖尿病且中風、只能使用單手的病人，通常會需要職能治療師協助示範如何使用**血糖測量儀**（glucometer）來監測血糖濃度，可能也需要接受訓練以協助患者填充針筒和為自己注射胰島素。患者是否能安全且獨立地完成這項活動，可能是居住在家或住在被監督的機

血糖過高症（高血糖）	血糖過低（低血糖）
非常口渴（劇渴）	出汗（發汗）
頻尿（多尿症）	心跳快速（心跳過速）
皮膚乾燥搔癢	焦躁
飢餓	易怒
視線模糊	昏眩
疲憊	虛弱、疲憊
噁心	頭痛
	視覺問題

◀ 圖 8-10　血糖不平衡的徵兆

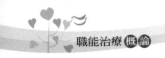

構中的分界點。

格林巴利綜合症

146　　格林巴利綜合症（Guillain-Barré syndrome, GBS）是一種因身體免疫系統攻擊**周邊神經系統**（peripheral nervous system）而造成肌肉虛弱和四肢出現刺痛感〔**皮膚感覺異常**（paresthesia）〕的疾病（National Institute of Mental Health, 2004）。症狀通常會從手腳開始，因此被描述為「像穿戴了手套和襪子一樣」，接著症狀可能會漸漸往上移至軀幹，因此格林巴利綜合症也常被稱為**上行性麻痺**（ascending paralysis）。比較嚴重的個案可能呼吸肌會癱瘓，若不及時治療會導致死亡。過去，格林巴利綜合症也曾被和其他神經疾病混淆在一起（參見圖 8-11）。

147　　格林巴利綜合症通常隨著感冒、流行性感冒發病，有些案例則是在接受感冒疫苗注射後出現。1970 年代美國豬流感大流行，導致全國普遍大量接種疫苗，許多接種疫苗的人最後都罹患格林巴利綜合症，其中有少數則死於呼吸併發症。但通常症狀是自我限制性的，只要醫療介入和職能治療，大多數的人在一年內即可痊癒。

　　針對格林巴利綜合症患者的職能治療可以包括：肌肉力量運動、預防攣縮和變形的手部副木製作，此外也需要增進功能；而治療師也可以提供使用輔助器具的方法，讓日常生活可以更簡便。

頭部外傷

　　閉鎖性頭部外傷（closed head injury, CHI）是由於頭部鈍傷造成腦部損害，導致腦部出現血液循環問題，例如：動脈瘤或硬腦膜下血腫；或因心臟衰竭、服藥過量、感染（如腦膜炎）、窒息而造成腦部缺氧（缺氧症）。頭部外傷和中風的不同在於腦部受損的範圍，因中

美國第三十二任總統羅斯福（Franklin Delano Roosevelt），從成人期到任
職美國總統期間，都患有一種生理疾病，但他忍痛隱瞞美國大眾。

羅斯福在三十九歲時，因發燒和虛弱而病得很嚴重，當時他在加拿大度
假。幾天後，他的腿部癱瘓並伴隨著劇痛，當時小兒麻痺症造成許多
美國年輕人癱瘓，因此羅斯福被假設罹患了小兒麻痺症。後來，羅斯
福終其一生都必須使用腿支架和輪椅，一直到六十五歲去世。在他過
世前，他在喬治亞州的溫泉（Warm Springs, Georgia；他在此地生活了
很久）為小兒麻痺症患者開設了一間診所。他在 1945 年過世後，因
為他的關係，許多研究專注在尋找小兒麻痺症的治癒方法，而首劑小
兒麻痺症預防針在 1950 年代發明，終於讓造成成千上萬美國年輕人
殘障的疾病被消滅了。

諷刺的是，近來推測羅斯福總統從未罹患小兒麻痺症。事實上，他首次在
三十九歲時的發病症狀及其腿部疼痛和其他因素等，使得研究人員認
為他其實是罹患了格林巴利綜合症。

**◀ 圖 8-11　羅斯福總統曾被認為罹患小兒麻痺症，然而最新
證據顯示，事實上他可能罹患其他疾病**

風所造成的損傷通常局限在腦部特定區域，而頭部外傷所造成的損傷
範圍更廣且更擴散，所以會引發更多症狀。

頭部外傷是如何產生的？讓我們想像將一顆球放在裝滿水的罐子
裡，當罐子被搖動時，球也會持續前後搖晃、撞擊罐壁，而腦部受創
就像是這樣的外力所引起的創傷。就像當頭部撞到車子的擋風玻璃
時，腦部就在腦脊髓液中前後搖晃地撞擊頭骨，每次的碰撞都會造成
腦部傷害。頭部外傷通常比中風複雜且具破壞性，因為中風的傷害是
比較集中的。

那些經歷嚴重頭部外傷的患者通常會出現某種程度的昏迷，他們
之中有某些人會成為植物人，無法以任何有意義的方式和外界互動。

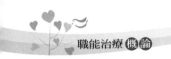
在許多例子中，某些昏迷狀態中的人可以有某種程度的恢復，而職能治療師在此復健過程中扮演重要的角色。由於頭部外傷的種類複雜，所以我們應該注意：職能治療師只是醫師、護士、治療師、聽語治療師、活動治療師、營養師等團隊成員中的一員。

148　　針對頭部外傷患者所設計的職能治療介入包括：主動和被動的運動、痙攣肢體的副木製作、肌肉張力正常化、床和輪椅的擺位、對環境的方向感、感覺訓練和日常生活活動訓練。頭部外傷患者的復健過程通常是長期且需專注的。

人類後天免疫缺乏病毒／愛滋病

人類後天免疫缺乏病毒（HIV）是病毒學和疾病世界中新出現的病毒，雖然普遍相信此病毒在 1950 年代便存在，但直到 1980 年代才出現在世人面前，當時被感染的人開始出現怪異的症狀，是一種連醫生都很少見到的怪病。患者死時大多不了解自己所罹患的是什麼疾病，直到 1980 年代，此疾病才正式被命名：後天免疫缺乏症候群或愛滋病。

人類後天免疫缺乏病毒很快就被確定是經由性關係和受感染的血液所傳染。人類後天免疫缺乏病毒是屬於反轉錄病毒（retroviruses）家族的一員，也就是病毒可在任何徵兆被發現前潛伏和不活躍地存活在寄主身上很長一段時間，最後，人類後天免疫缺乏病毒將自己和寄主免疫細胞的 RNA 結合在一起，並讓免疫細胞失去作用——有點像木馬病毒的方式。不久，免疫細胞開始一個接一個地崩塌，最後受感染的寄主毫無能力抵抗任何輕微的感染。

早期被診斷出罹患愛滋病就跟被判死刑一樣，而現今由於研發許多新藥和治療方法，可以協助減輕人類後天免疫缺乏病毒／愛滋病的症狀，且能幫助那些受感染的人可以活得更久、更具建設性。至今此

病還沒有治癒的方法，但不再像從前一樣是死刑。

　　避免感染人類後天免疫缺乏病毒的最好方式就是實施安全性行為，也就是限制性伴侶和使用適當的防護措施，例如：在性交時使用保險套和口腔保護膜（dental dams），也可以採用由美國疾病防制中心（Centers for Disease Control, CDC）所列出的全面防護措施（參見圖8-12）。

　　由於人類後天免疫缺乏病毒的感染可造成廣泛不同類型的症狀，因此職能治療的角色會因個體所面臨的問題而有所不同。職能治療師

全面防護措施是由美國疾病防制中心（CDC, 1987）所建立，是作為預防醫療人員散布或接收人類後天免疫缺乏病毒感染的方式。不僅為了預防人類後天免疫缺乏病毒的散播，還要預防像肝炎、葡萄球菌、流行性感冒等其他感染，隨時遵守全面防護措施是很重要的。對待任何接觸到的人都必須像在對待罹患人類後天免疫缺乏病毒或其他相似感染的人，同時也要把自己當成是受感染者，用意就是要預防任何疾病從一個人身上傳到另一個人身上。

美國疾病防制中心建議在觸碰像血液、精液、陰道分泌物等體液，或觸碰從腦、脊髓和心臟所流出的液體時，都要穿戴手套，比較不強調像糞便、鼻腔分泌物、唾液、尿液或嘔吐物，因為這些都不是人類後天免疫缺乏病毒的傳染途徑；關於這點，我尊重美國疾病防制中心的不同意見，因為其他疾病可藉由這些途徑傳染。我的座右銘是：若是溼的，就帶手套，安全總好過遺憾。

洗手是另一個相當重要的習慣，你應該經常使用肥皂和溫水洗手，在一天的工作開始前、在照顧每位個案前後、進餐前後、如廁後、以手掩口咳嗽或打噴嚏後，以及性交前後（最後一項並不適用於工作）都應該先洗手。你也應該在使用手套前後洗手。

◀ 圖8-12　由美國疾病防制中心所列出的全面防護措施，
　　　　　不論你的工作對象是誰，都應該隨時運用

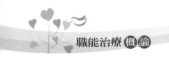
通常會將焦點放在能量節省技巧、工作簡化、輔助器具和日常生活活動訓練，其他領域則包括：增強肌力、平衡訓練、認知訓練和視覺訓練。Denton（1987）列出一些對人類後天免疫缺乏病毒／愛滋病患者的治療階段和治療介入策略。

◎ 多發性硬化症

149

多發性硬化症（MS）是一種中樞神經系統的病變，可造成許多生理問題。在美國，約有三十萬人遭受此病的侵襲（女性是男性的兩倍），且好發於十五至五十歲，所以有「使青壯年殘廢」之稱。由於多發性硬化症有許多徵兆和症狀，所以有時也被稱為「其他疾病的變色龍」。造成多發性硬化症的原因不明，但一般認為是一種免疫系統疾病，也就是身體會攻擊自身的神經系統。

在我們身體裡有許多神經細胞或神經元被稱為**髓磷脂**（myelin）的保護性脂肪圍繞、隔離，它可幫助神經脈衝傳導更有效率——有點像電線外的絕緣體。當絕緣體被多發性硬化症破壞時，就會造成神經脈衝傳導短路，這時髓磷脂會被稱為**斑塊**（plaques）的疤狀組織取代，而斑塊會阻礙傳導；這些僵硬的斑塊會在神經系統的多處出現，因此被稱為「多發性」硬化症。

150

這些侵略週期性地發生，會造成虛弱、視覺問題和痙攣的症狀，被稱為**惡化期**（exacerbations）；而症狀的消失和出現一樣突然，這個過程稱為**緩解期**（remission），因此有許多在緩解期的人以為自己痊癒了，卻因惡化期再次出現而感到失望。當此疾病惡化時，患者會變得更加無能且無法輕易執行日常生活活動。

任何影響個人肢體、視覺、感覺和協調度的問題，都會明顯影響一個人的功能。疲倦是和多發性硬化症相關的主要問題，通常患者必須集中足夠的精力才能從事最簡單的活動，因此職能治療師可以為這

類患者提供許多活動，包括：肌肉張力正常化、增強肌力、副木、日常生活活動訓練和能量節省訓練。在處理洗澡和個人衛生技巧時，職能治療師可以告知個案：極端的溫度變化（太熱或太冷）會影響其功能，因此必須小心調節水溫。若個案的環境過冷或過熱，個案的功能將會受到損害。

職能治療師治療多發性硬化症個案時要有遠見，必須知道個案將來的狀況可能會更糟，因此應該教導個案有關適應性工具或輔助器具的使用——即使現在還用不到，但將來很可能會派上用場。

重症肌無力

重症肌無力（myasthenia gravis, MG）是另一種造成一般肌肉虛弱的免疫系統疾病，既不是肌肉疾病也不是神經疾病，問題出在神經將訊號傳給肌肉的部位——**神經肌肉交界點**（neuromuscular junction）——因為抗體阻礙或摧毀神經傳導的接收器**乙醯膽鹼**（acetylcholine），因此肌肉未接收到收縮的訊號，造成某些肌肉虛弱。試想收音機是如何運作的：是藉由天線接收空中的無線電波，若天氣惡劣或高架道路干擾訊號，即使訊號還在、收音機沒壞，也無法收聽。取而代之的，只能聽見干擾的噪音。

重症肌無力的症狀通常在患者充分休息後，較不易被察覺，隨著時光的流逝，症狀會變得更嚴重。因此，職能治療師在協助輕度重症肌無力患者時，可教導個案在一天中覺得肌肉疲勞時，讓自己可以頻繁地適當休息。

重症肌無力也可能會因為肌肉虛弱而有咀嚼和吞嚥方面的困難。*151* 職能治療師可和聽語治療師一起教導個案適當的姿勢以預防窒息、將食物切成小塊以便吞嚥、使用輔助器具以促進進食過程。當疾病惡化時，個案會漸漸變得更加無能且需要仰賴他人，而職能治療師可在疾

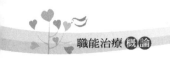

病的許多階段協助個案改造環境，以便能有部分的獨立和控制。

骨科傷害

　　骨科傷害（orthopedic injuries）在生理復健領域占職能治療介入的大部分，僅次於腦血管意外。骨科是醫學的分支，與運動系統失調的預防和矯正有關，包括：骨頭、肌肉和關節（*Mosby's Medical Nursing, and Allied Health Dictionary*, 1998）。骨科的字面意義是「筆直的小孩」。

　　骨科業務大部分包括：髖關節和膝蓋的置換術及骨折修復手術；在這些手術後，患者通常需要接受物理和職能治療。

　　職能治療在骨科傷害的角色通常包括：教導病人以不同方式執行日常生活活動；例如，在髖關節置換術（total hip replacement, THR）後，個案在新關節會有多少彎曲度的限制，這些限制會嚴重局限個案可以執行的活動，例如：下半身的穿著活動、洗澡，以及許多需要彎腰才能完成的家事。職能治療師可以教導個案在不彎腰的情況下，以不同的方式執行這些活動，也可以教導個案如何利用輔助器具以協助自己完成活動。

骨質疏鬆症

　　骨質疏鬆症（osteoporosis）的症狀是骨質密度流失，造成骨頭空洞且容易骨折。骨質疏鬆症最常發生在更年期婦女身上，但也可能發生在不活動和長期接受類固醇治療或濫用的人身上。骨質疏鬆症也是導致髖關節骨折的主因，事實上，在許多例子中，很難確定患者是因為跌倒而髖關節骨折，還是因為髖關節骨折而跌倒。

　　職能治療師在協助骨質疏鬆症患者方面，可以教導患者關節保護技巧、能量節省技巧、工作簡化技巧，以及使用輔助器具完成日常活

152

動。預防跌倒也是治療師應著重的另一項重要領域，可藉由移除雜亂物品並重新擺放家具（經過個案同意）來預防絆倒、跌倒和骨折。

帕金森氏症

帕金森氏症（PD）是一種漸進的神經疾病，會影響腦部製造神經傳導物質**多巴胺**（dopamine）的部分，其會導致數種症狀，包括**靜止性顫抖**（resting tremors）——指患者在不活動或無意的活動時所產生的顫抖；在帕金森氏症中最常見的靜止性顫抖稱為「搓藥丸」（pill rolling）顫抖，患者會出現像在拇指和食指中搓動看不見的藥丸的動作。帕金森氏症的其他症狀包括：肌肉僵直、難以啟動和停止主動動作及吞嚥困難。當病情惡化時，患者最終會失去關節活動度及行走的能力，許多罹患帕金森氏症的人也會出現憂鬱症（可能是因為缺乏多巴胺），且最後會罹患失智症。

針對帕金森氏症最重要的職能治療介入目標在於，盡可能維持個案的行動和活動度，可藉由讓個案參與粗大動作活動以延緩此疾病的影響，像走路、跳舞、太極拳等活動是協助維持功能最佳的方法。在像進食、洗澡和更衣等活動中，輔助器具也可能是維持獨立和安全的必要工具。

小兒麻痺後期症候群

神經疾患脊髓灰質炎（polio 或小兒麻痺症）大概是二十世紀前半期公共健康的最大威脅。由於此病的威脅如此嚴重，以致父母會禁止孩子在夏天到公共游泳池游泳（當小兒麻痺症流行時），以保護孩子的健康。

小兒麻痺病毒會攻擊中樞神經系統中負責肌肉動作的部分，因此會造成肌肉虛弱和癱瘓，但不影響中樞神經系統負責感覺的部分。許

153

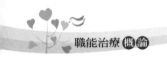

多小兒麻痺患者需要利用鐵肺協助呼吸，因為他們的呼吸肌癱瘓了。此疾病造成全世界數萬名年輕人殘障，有時甚至死亡。

感謝 1950 年代發明了沙克疫苗，以及 1960 年代較溫和的沙賓疫苗，小兒麻痺已經從大多數國家的公共健康問題中消失了。然而，有許多疫苗尚未開發前罹患小兒麻痺的倖存者，在十多年後，有個不愉快的驚喜正在等待著他們。

「小兒麻痺後期症候群（post-polio syndrome, PPS）是從首次小兒麻痺病毒攻擊造成癱瘓而復原後十至四十年，才影響小兒麻痺症倖存者的一種症狀。」（National Institute of Neurological Disorders and Stroke, 2005）據推測，約有 25%-50%的小兒麻痺症患者會罹患小兒麻痺後期症候群。

一般認為引起小兒麻痺後期症候群的原因是，在首次小兒麻痺症感染後存活的神經被破壞，其症狀包括：疲倦、肌肉虛弱和萎縮、關節疼痛和可能由肌肉虛弱和不平衡引起的骨骼變形。

針對小兒麻痺後期症候群患者的職能治療介入可以包括：能量節省技巧、工作簡化和人體工學訓練以減輕疲倦的影響，也可加入運動方案以增強肌肉力量和耐力，也可能需要副木以降低關節攣縮的可能性或改善活動中的功能表現。

脊髓損傷

脊髓損傷（spinal cord injury, SCI）會造成部分或完全癱瘓，及身體部分或大部分的感覺喪失；大部分的脊髓損傷都是因為車禍意外、潛水意外（頭先下水）、槍傷（gun shot wounds, GSW）等造成背部或頸部創傷所導致，有些也可能是因為疾病所造成。大多數的脊髓損傷患者是十五至二十八歲的年輕男性，因為他們比較喜歡參與危險的活動，有時則是因為受到毒品和酒精的影響。

　　基本上，脊髓損傷有兩種類型：**四肢麻痺**（quadriplegia）或雙手雙腿癱瘓，以及**下身麻痺**（paraplegia）、雙腿癱瘓。若是創傷發生在頸部較高處，意外事故受害人可能立即身亡，因為腦幹控制身體的重要功能像呼吸和心跳，因此有些高脊髓損傷的患者生還了，但卻必須使用呼吸器協助呼吸。大多數的脊髓損傷患者會有某些大小便控制的問題。

154

　　尤其是四肢麻痺患者，在使用手臂和手部時，就像平衡感異常一樣，會造成日常生活活動受限而難以執行。而下身麻痺患者的狀況就比較好，因為他們可以使用雙臂和雙手且有較好的平衡感。脊髓損傷患者也必須非常注意皮膚的狀況，預防壓瘡的發生。

　　職能治療對脊髓損傷患者而言是非常重要的。四肢麻痺患者必須學習使用所剩無幾的上肢功能，通常會需要大量的輔助器具和環境改造，以便完成像進食、翻書或轉換電視頻道等簡單的活動。

　　科技的進步讓許多四肢麻痺患者能生活得更好，例如，電腦不僅讓行動受限的人可以書寫和溝通，更能夠讓他們操作環境控制系統，只需按一個按鈕或按鍵就可以開關門、開關窗簾、開燈、開收音機和電視；而像穿衣輔桿、延伸抓握器或鈕釦鉤等輔助器具，則可以協助脊髓損傷患者以較獨立的方式穿衣。

　　副木可以協助脊髓損傷患者預防關節攣縮，也可以降低關節的痙攣。對某些四肢麻痺患者而言，特別是 C6-C7 受傷的患者，副木（像**肌腱副木**）可以協助改善那些僅剩的功能。將肌腱副木戴在患者的手腕上，當患者屈曲手腕時，其手指會被動地伸直；當患者主動伸直手腕時，其手指的肌腱會縮短，以便患者用手指拾起物品。

　　職能治療師也可以在開車方面協助脊髓損傷患者。我們是非常注重行動的社會，所以大部分的人都開車。現今的科技也能讓那些脊髓損傷患者將開車變為可能，大多數的脊髓損傷患者可以透過油壓升降

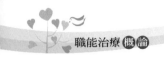

器、手控油門和煞車來進出車子及開車，通常職能治療師也會協助這些個案再次學會開車。

視覺障礙

在美國，有數十萬人患有某種程度的視覺障礙（visual impairments），其程度可從近視、遠視到全盲。視覺障礙可能在出生時（先天的）發生，或因意外、疾病、老年〔像**白內障**（cataracts）、**青光眼**（glaucoma）和**黃斑部病變**（macular degeneration）〕所造成，視覺障礙也可能由中風、頭部外傷、人類後天免疫缺乏病毒感染、中毒或糖尿病所引起。

失明則是指一個人無法從單眼或雙眼看到任何物體。全盲並不如你想像中那麼普遍，然而，有許多罹患視覺障礙的人被認為是「法定盲人」，因為他們無法安全地操控交通工具，且因視覺障礙導致執行日常活動有困難，這些視覺嚴重受損的人被稱為有「**低視能**」（low vision）。圖8-13以實例解說罹患視覺障礙的人如何閱讀「balloon」這個字，由此你可以想像這樣的患者在日常生活中會遇到的困難。讓我們看看下列四種造成低視能的主要疾病：白內障、青光眼、黃斑部病變和糖尿病視網膜病變。

白內障（源於拉丁語的「瀑布」）是指眼睛的水晶體渾濁，結果造成視力減退。渾濁是由於蛋白質在水晶體內累積所導致，當白內障患者觀看物體時，看到的物體會像有光環圍繞一樣。想知道罹患白內障是什麼感覺，可試著將凡士林塗在眼鏡上，然後閱讀或觀看電視。

雖然白內障的成因很多，但最常見的原因是老化。先進的醫療和科技可以移除受損的水晶體或置換人工水晶體。

青光眼是眼球前半部持續累積的眼壓所引起，成因是因為眼睛無法將不需要的房水（aqueous humor）排除。雖然青光眼通常沒有症

155

156

BALLOON
正常視覺

LOON
左側半盲

BALL
右側半盲

LL   N
左側同側半盲

BA   OO
右側同側半盲

LLO
雙側半盲（隧道視覺）

BA   ON
黃斑部病變

◀ 圖 8-13　視覺問題的各種類型

狀，但累積的眼壓會造成周邊視覺逐漸喪失、眼睛痛和視線模糊，若不以藥物、手術或兩者並行治療，將會因為視網膜和視神經的損害而造成失明。

黃斑部病變是漸進損害視網膜（斑部）負責讓視力更清楚的部分，黃斑部病變患者會失去看到中央視野的能力，也會失去分辨色彩的能力，這些個案必須仰賴周邊（側邊）視覺，這也會損害他們的日常生活活動，包括閱讀和觀看電視。黃斑部病變沒有治癒的方法，但

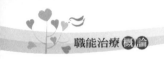
某種類型（「溼」型）的黃斑部病變可藉由雷射手術獲得改善。

糖尿病視網膜病變是造成失明的主要原因之一，起因是長期或未治療的糖尿病。視網膜因長期的黃斑水腫、出血和視網膜新血管增生而受到損害。

對大多數人而言，失去部分或全部視覺都會對我們的生活型態造成巨大的改變。想像你可能無法開車、看電視、看電影、讀書或享受夕陽，也很難安全、不費力地在四周走動、挑選要穿的衣服或煮飯。我們大多數人都將視覺當成理所當然，但在美國，卻有數萬人罹患近視和遠視等不同程度的視覺障礙。

職能治療師或職能治療生可提供視覺障礙患者相當大的協助，可訓練患者以不同的方式從事任務或活動，以及使用輔助器具來促進獨立和安全。職能治療師可協助個案藉由使用適當的燈光、放大鏡和可便於操作的有色標籤物品，讓個案能充分運用其有限的視力，且重新安排生活住處以增加安全和使用者便利性。

157

本章摘要

　　本章描述職能治療師工作時可能會治療的廣泛疾病和殘障，這些疾病被分成三大類：發展障礙、精神疾患和生理殘疾。在本章所討論到的疾病是最常見的，但並不是治療師職業生涯中會治療到的所有疾病。

參考文獻

American Psychiatric Association. (1994). *Diagnostic and statistical manual of mental disorders* (4th ed.). Washington, DC: Author.

Bonder, B. R. (1995). *Psychopathology and function.* Thorofare, NJ: Slack, Inc.

Brown, K., & Bradley, L. J. (2002). Reducing the stigma of mental illness. *Journal of Mental Health, 24*(1), 81–87.

Denton, R. (1986). An occupational therapy protocol for assessing infants and toddlers who fail to thrive. *American Journal of Occupational Therapy, 40*(5), 352–358.

Denton, R. (1987). AIDS: Guidelines for intervention. *American Journal of Occupational Therapy. 41*(7), 430.

Federal Register, volume 64, number 48. Code of Federal Regulations, Title 34, Section 300.7 [b] [9] (March 12, 1999).

Foti, D. (2005). Caring for the person of size. *OT Practice, 10*(2), 9–14.

March of Dimes. (2005). *Tay-Sachs disease.* Retrieved December 1, 2005 from http://www.marchofdimes.com/professionals/681_1227.asp

Mosby's medical, nursing, and allied health dictionary (5th ed.). (1998). St. Louis, MO: Mosby.

Muscular Dystrophy Association. (2005). *Myotonic muscular dystrophy.* Tucson, AZ: Muscular Dystrophy Association.

National Institute of Mental Health. (2004). *Autism spectrum disorders (pervasive developmental disorders).* Washington, DC: National Institute of Health.

National Institute of Neurological Disorders and Stroke. (2005). *Guillain-Barré syndrome information page.* Retrieved November 26, 2005 from http://www.ninds.nih.gov/disorders/gbs/gbs.htm

National Institute of Neurological Disorders and Stroke. (2005). *Post-polio syndrome information page.* Retrieved November 2, 2005 from http://www.ninds.nih.gov/disorders/post_polio/post_polio.htm

Poskey, G. A. (2005). Shaken baby syndrome: Prevention from an OT perspective. *OT Practice, 10*(22), 17–21.

Professional guide to diseases (8th ed.). (2005). Philadelphia, PA: Lippincott Williams & Wilkins.

158

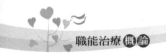

Reed, K. L. (2001). *Quick reference to occupational therapy* (2nd ed.). Gaithers-burg, MD: Aspen Publishers, Inc.

Satcher, D. (1999). *Mental health: A report from the surgeon general.* Washington, DC: Department of Health and Human Services.

Schindler, V. (2000). Occupational therapy in forensic psychiatry. In R. P. Flem-ming Cottrel (Ed.), *Proactive approaches in psychiatric occupational ther-apy* (pp. 319–325). Thorofare, NJ: Slack, Inc.

Seligman, M. E. P. (1975). *Helplessness: On depression, development, and death.* San Francisco, CA: Freeman.

The Sickle Cell Information Center. (2005). *Sickle cell disease.* Retrieved December 6, 2005 from http://www.scinfo.org/sicklept.htm

Stein, E., & Brown, J. D. (1991). Group therapy in a forensic setting. *Canadian Journal of Psychiatry, 36,* 718–722.

Tigges, K. N., & Marcil, W. M. (1988). *Terminal and life-threatening illness: An occupational behavior approach.* Thorofare, NJ: Slack, Inc.

職能治療師的一天

本章目標

讀完這個章節後，讀者應該能：

◉ 對職能治療從業人員在各種不同治療領域中的角色和責任有基本的認識。

◆ 引言

我們都用不同的方式學習新事物，我們之中的某些人藉由閱讀學習；有些人藉由聽演講或聽節目的方式學習；有些人則需要實際操作的經驗。最好的學習方式就是使用對你最有效的那一個方式。

然而有時候，你可以藉由觀察別人操作你想要學會的事物而學習，醫學系的學生稱這種方式為「看到、做到、教到」：學生可以先觀察一、兩個人執行闌尾切除手術（appendectomy），然後自己操作幾次，最後再將這項技術傳給另一個學生。

為了讓讀者能了解職能治療師一天中都做些什麼，我將介紹幾個同事的每日工作：Sharon，在門診工作；Kent，從事居家照護工作；Leigh Ann，在學校系統工作；Anita，在

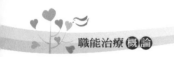

長期照護機構工作；Carlos，在一般醫院的精神科工作。在觀察這些治療師的一整天後，你將更了解職能治療的工作。

Sharon：門診治療

Sharon是具有三年經驗的註冊職能治療師。她在早上八點到達診所並準備見第一位病人 Aston 女士——Aston 女士的治療時段是排在八點半。在等待時，Sharon 察看了自己這一天的行程，今天她一共需要治療十二個個案，她開始回顧每個個案的治療計畫，並開始蒐集每個治療時段所需要的器材和物資。

在第一個個案到達的前十分鐘，Sharon 為本週初一位要終止治療的病人書寫治療摘要報告，為了取得治療服務的保險給付，她必須將這份報告寄給病人的保險公司。

儘管氣候惡劣，Aston 女士和她的先生仍準時抵達。Aston 女士在幾個月前中風，這導致她慣用的右側虛弱且造成說話能力和視覺損傷。短暫住院後，她在住院復健中心住了六個星期，然後返家，在家裡又接受了六週的物理、職能和聽語治療，然後上星期開始門診治療。

Sharon 執行初次職能治療評鑑，且依照 Aston 女士的希望，將重點放在加強右側上肢肌肉力量、關節活動度和精細動作功能。為了達成這些目標，Sharon 必須利用重量提供 Aston 女士的肌肉一些阻力，當 Aston 女士逐漸獲得肌肉力量後，重量便隨之增加以更增強其肌肉力量。除了逐漸增加重量訓練外，在重量訓練之前，Sharon 還運用被動關節活動度協助 Aston 女士放鬆肌肉，這能協助預防關節攣縮或縮短，最後將能讓 Aston 女士重獲增加的肌肉力量和主動關節活動度。

Sharon 同時也將焦點放在 Aston 女士的精細動作上，協助 Aston

女士執行日常生活活動，例如：簽名、使用電腦、穿胸罩、扣釦子和綁鞋帶。Sharon 讓 Aston 女士練習讓拇指碰觸或對碰其他的手指頭、用右手拾起和操控物品。一剛開始是用大件的物品進行訓練，然後逐漸變成非常小的滾珠軸承，同時也讓 Aston 女士利用彈性黏土增強其手部小肌肉的力量，這也能幫 Aston 女士改善其手部的協調和靈巧度。Sharon 偶爾也會使用九孔圓柱測驗板（nine-hole peg test）測試其手部功能的進步情況——這可用來觀測並縮短執行時間，也是手部靈敏度增加的指標。Sharon 也會使用測力計和捏力測力計測試 Aston 女士的握力和捏力。

　　Aston 女士的目標是能照顧房子、為自己和先生煮飯，且能再度開車。Aston 女士的視覺障礙在每個領域中都可能是個問題，尤其在開車方面更是危險。中風造成 Aston 女士右側半盲或只能看到右眼的右半側，除非能進行彌補，不然她看不到任何右側的東西，這可能會讓 Aston 女士把車開到路中間，甚至會撞到走在路旁的行人。為了彌補這個障礙，Sharon 教導 Aston 女士要經常將頭轉到右側，這樣就能看見任何在正常情況下會出現在周邊視野裡的事物。Sharon 不斷提醒 Aston 女士，不論在執行什麼活動都要這麼做。最後，Sharon 將對 Aston 女士進行開車評估以測試其反射和反應時間、處理刺激的能力和視覺功能。

Kent：居家照護

　　當 Sharon 在治療 Aston 女士時，Kent 正在前往今天第一個個案家的途中。這是一個評鑑會面。個案 Samuels 先生患有多發性硬化症，這是一種會影響肌肉張力、肌力和協調度的神經疾患。雖然 Kent 對附近還不熟，但他還是找到了公寓並在八點四十五分敲 Samuels 先

161

生家的門。Samuels 女士來應門，Kent 向她自我介紹，接著 Samuels 女士將 Kent 帶到 Samuels 先生臥床的房裡。

Kent 先向 Samuels 先生自我介紹，在短暫的交談使這對夫婦感到舒適後，Kent 開始解釋什麼是職能治療且能如何協助 Samuels 先生盡可能地獨立。

Samuels 先生今年三十八歲，在一家製造公司擔任會計師，在五年前被診斷出罹患多發性硬化症。在此之前，多發性硬化症只是有點麻煩但不會妨礙他的功能，然而最近惡化、症狀加劇，造成他特別虛弱和疲憊、口齒不清，且因為眼睛肌肉虛弱而出現複視，並導致一隻眼睛轉向內側使他看起來像鬥雞眼。

在評鑑過程中，Kent 發現 Samuels 先生能功能性地使用慣用的右手且沒有感覺上的問題，他的智力也未受干擾，但卻有憂鬱症的症狀；他強烈地希望在所有自我照顧的活動上都能獨立，且想盡快回到工作崗位。

當生理評鑑完成後，Kent 和 Samuels 夫婦一同策劃目標——在八週職能治療方案後，Samuels 先生將能：(1)藉由執行每日居家運動（home exercise program, HEP）增加上肢肌力至比尚可好（參見圖 7-6）；(2)增加雙手的力量到五十磅，利用測力計進行測試；(3)增強雙手的精細動作技巧，讓 Samuels 先生可以使用電腦鍵盤；(4)在穿衣、洗澡和整理儀容各方面都能獨立自主，必要時，可以使用輔助器具；(5)在活動中展現能量節省和工作簡化技巧的功能性知識。另外，Kent 還建議 Samuels 先生戴眼罩遮住一隻眼睛以減輕複視。

Kent 結束評鑑以及和 Samuels 夫婦的會面後，他計畫要拜訪 Samuels 先生六週、每週三次，最後兩週是一週兩次（居家照護的術語則寫成 3w6、2w2）。Kent 將所有的資訊都告訴 Samuels 夫婦，並且告訴他們將在兩天後的早上九點來拜訪。

162

當 Kent 回到車上後，他完成評鑑和治療計畫並且簽名。他花了許多時間書寫，把每次的居家照護拜訪都詳盡地記錄下來，接著他拿出手機打給下一個個案，並且告訴對方正在前去拜訪的途中。

Leigh Ann：學校治療

當 Kent 離開 Samuels 先生的公寓時，Leigh Ann 已經在治療早上的第四位學生。Leigh Ann 是一位有十年經驗的認證職能治療生，大多數都是在公立學校系統所獲得的經驗。身為學校系統的治療師，Leigh Ann 將焦點都放在孩子當學生的職能角色上，通常是以學校和職業的活動為中心，以及能應用在學校中的玩樂活動，這些也都是工人角色的先驅技巧。

在近代，有生理殘疾和學習問題的孩子被分配到特殊的教育機構以滿足其需求。然而今日，這些孩子在極少限制的環境中受教育，且絕大多數都在**融合性**（inclusion）計畫中被融入公立學校。由於有特殊需求的孩童大量湧入學校系統，因此大多數的學校都會定期利用職能治療服務。

Leigh Ann 目前正在治療一名八歲的二年級生 Spencer──Spencer 在書寫方面有困難，他無法握好筆書寫名字。Leigh Ann 試著利用許多方法協助他，包括：使用大號鉛筆、握筆器及有泡沫橡皮管子的加粗鉛筆，這些方法都小有成效，但 Spencer 仍然有問題。

今天，Leigh Ann 用低溫塑材製作了特別的副木，可以讓 Spencer 不用花太多力氣就握住鉛筆。他在紙上練習寫字及玩「連連看」的遊戲，他的臉上掛著微笑，因為他可以在不讓鉛筆掉落的情況下握住鉛筆，而且還畫出有史以來最直的直線。Leigh Ann 讓 Spencer 一直練習這項活動至下週，然後進行追蹤，評估是否能定期使用。

163

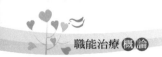

　　Leigh Ann 將 Spencer 送回教室，然後書寫治療摘要，接著準備到下一所學校。Leigh Ann 是巡迴治療師（itinerant therapist），每星期都要到數所不同的學校，二十分鐘後，她將到下一所學校並在那裡結束一天的工作。

Anita：長期照護

　　Anita 是另一位具有三年經驗的認證職能治療生，在長期照護機構中工作（也被稱為護理之家）。機構中的大多數居民都是年長者，但也有少數因為某些原因需要不斷被幫助的年輕人，包括：頭部外傷、中風、人類後天免疫缺乏病毒／愛滋病和脊髓損傷。

　　Anita 的一天從早上七點開始，協助居民執行早晨的日常生活活動。在今天這個特別的早上，她教導四名個案洗澡、整理儀容和穿衣。通常她都和照顧個案的認證護佐密切配合，她會教導個案如何以不同的方式或輔助器具來執行任務，同時她也會教導認證護佐同樣的方法和器具，但她會要求認證護佐只能監督或協助居民，而不是為居民執行任務。

　　當 Anita 完成早晨的日常生活活動訓練後，她走到了餐廳，大多數的居民都正在這裡享用早餐。有些居民因生理損傷而需要工作人員協助餵食，Anita 則藉由改良或改善這些居民的坐姿和姿勢，及提供輔助器具以促進居民能獨立自我進食；Johnson 女士便是其中一位。

　　Johnson 女士因為中風導致左半側虛弱，但也造成慣用的右側顫抖，這樣的顫抖讓 Johnson 女士很難在不使食物濺出的情況下，將食物從盤中送進口中，而且嚴重的關節炎也讓她很難握住餐具。整個用餐過程對 Johnson 女士而言，是困難、髒亂且挫折的，因此她放棄自己進食而讓工作人員餵食——即使她不喜歡讓人餵食，因為這會讓她

覺得自己「很像嬰兒」。

Anita 從 Johnson 女士在椅子裡的坐姿開始。她將 Johnson 女士從椅子裡拉起，將椅子推近餐桌，並將 Johnson 女士的雙腳平放在地面上，這樣看似簡單的動作卻能讓 Johnson 女士坐正並且更靠近食物，縮短了食物從盤中送到口中的距離，同時也能改善 Johnson 女士的吞嚥能力，降低窒息或肺內吸入異物（吸入）的可能性。接著，Anita 在 Johnson 女士的背後置放支撐腰椎的椅墊，為其下背提供支撐和舒適。

接下來，Anita 在 Johnson 女士的餐盤下放置止滑餐墊，以防止餐盤在桌面上滑動，然後在餐盤加上盤緣架，這樣可以防止食物滑落盤緣，而且讓 Johnson 女士可以更輕易地使用餐具舀起食物。Anita 還給 Johnson 女士一支有大握柄的叉子，讓她可以更輕易地握住叉子（因為她患有關節炎）以減輕其關節的負擔，在叉子的握柄裡還放有約一磅重的鉛重，這個重量可協助減輕 Johnson 女士試著以叉子將食物送進口中時所經歷的意向性顫抖（intention tremors）譯注 15。最後，為了增加穩定性，Anita 請 Johnson 女士將右手肘放在餐桌上，以增加在進食時控制叉子的能力。

現在，Johnson 女士已調整適當的姿勢及使用合適的輔具，Anita 在一旁觀察她試圖自行進食的情況。Anita 溫柔地鼓勵 Johnson 女士，並在需要時提供生理上的協助。Johnson 女士在將炒蛋送進嘴裡而沒有掉落時露出開心的笑容，Anita 讚美她並鼓勵她繼續用餐，接下來，Anita 指示認證護佐要盡量讓 Johnson 女士自己動手。Anita 不僅協助 Johnson 女士增加其獨立，同時也讓認證護佐有更多的時間可以協助其他的居民。

165

譯注 15：意向性顫抖是指當患者試圖做某件事時，就會抖得特別厲害。

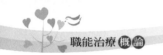

Carlos：精神健康

Carlos的一天從管理一個為酗酒男人所開設的組織技巧發展團體開始。此團體有五位成員，而Carlos擔任促進者。大多數成員的組織技巧都很差，導致他們每天都很混亂、挫折，最後促使他們酗酒；團體中的所有成員目前都失業，其中有部分的原因是因為他們缺乏組織能力和飲酒的問題。

一開始大多數的團體成員都很難接受他們目前在精神醫療機構一事，五位成員中有三位是因為酒精相關的交通事故而在這裡，大部分的酗酒者一開始都會否認自己有問題，Carlos非常了解這一點，若是能解決這個問題，酗酒者就可以讓自己活得更好。

組織團體的第一個步驟是，在早上八點三十分召集所有的成員到會議室裡，此步驟自然轉變成一項任務。Carlos必須到每位成員的房裡，確定每位成員都已起床且穿著整齊。早上八點三十五分，儘管不太情願，但所有的成員終於都出現了，Carlos知道自己的工作將面臨挑戰，他先向成員自我介紹，然後讓每位成員也都自我介紹。

當所有的人都自我介紹後，Carlos開始講解團體的目的，並回答所有成員的問題，這時已經是早上九點半了。之後，Carlos 結束會面，同時團體成員也同意明天將準時八點半會面。

Sharon

回到門診後，Sharon 準備和 Linda 會面，Linda 是患有**腕隧道症候群**（CTS）的辦公室主管，她的右手腕骨壓迫到正中神經，手部的疼痛和麻痺讓 Linda 很難執行大部分的工作。

166

一開始，Sharon 在 Linda 的右手腕上使用**超音波**治療，藉由高頻率的聲波滲透到深層軟組織所產生的熱，可以幫助緩解腕隧道症候群的疼痛。超音波治療通常可以有效地減輕腕隧道症候群的疼痛。

在十分鐘的超音波治療過程中，Sharon 和 Linda 談及如何在減輕腕隧道症候群惡化的情況下又可執行工作的方法，但若情況惡化，可能需要手術矯正。因為 Linda 長時間使用電腦，因此，Sharon 建議她在打字時，可以考慮使用市面上販售的手腕防護墊以支撐手腕。事實上，大多數腕隧道症候群的成因是過度使用鍵盤，因打字者手腕長期的姿勢所造成。腕隧道症候群是由**重複性壓迫傷害**（repetitive stress injury, RSI）引起的多種疾病中的一種，此類型的傷害是由於反覆執行同一動作所導致。Sharon 向 Linda 解釋，只要透過正確的姿勢及支撐，即可減輕她右手腕的疼痛，且能預防左手腕得到同樣的症狀。

在超音波治療後，Sharon 測量了 Linda 的右手，然後利用低溫塑材製作一個手腕支撐副木，可用來固定 Linda 手腕的動作以減輕腕隧道症候群所帶來的疼痛和腫脹。Linda 吃驚地看著 Sharon 在熱水中加熱一塊硬塑膠板，接著移開它，然後將這塊溫熱、柔軟、有可塑性的材料放在她的手和手腕上，幾分鐘後，這塊塑膠變硬、形成了副木。

Sharon 喜歡這樣的工作，除了是註冊職能治療師外，她也接受特別的訓練以成為認證手部治療師（certified hand therapist, CHT）。當副木變硬、成形後，Sharon 在副木上加了綁帶，然後指導 Linda 如何穿脫副木、穿戴的時間多久、如何發現受壓迫的區域，以及如何清理和維護。

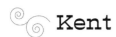 **Kent**

早上十一點，Kent 正開車前往住在補助房屋發展地區的下一位個

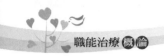

案家。Kent總對他在居家照護領域中見到的各式各樣的人感到驚訝，他每天所見到的個案有可能是居住在百萬豪宅中，或是住在像這樣的地區，他也曾在沒有室內抽水馬桶的鄉下人家，或在拖車、移動式房屋、旅館房間裡工作，他甚至還拜訪過住在碼頭的船裡的個案。

167

Kent 目前的個案 Jerome，是一位從派對返家途中胸部遭槍擊的十九歲個案。因為傷及脊髓造成胸部以下都不能動，導致 Jerome 成了**下肢癱瘓者**（paraplegic）。Jerome 以前喜愛打籃球，但現在他只能整天躺在床上、看電視、抽菸和吸食大麻，他對受傷及其所導致的殘障感到忿恨不平。Kent 發現很難引發 Jerome 做任何事的動機。

Kent 敲了門，Jerome 的女朋友 Tanyaa 來開門讓他進去。Jerome 和往常一樣在床上看電視。Kent問候Jerome並鼓勵他起身坐到床緣，一會兒後，Jerome同意坐到床緣，Kent又接著鼓勵他移坐到輪椅上，今天運氣不錯，Jerome同意了，Kent指導他利用**轉位板**（transfer board）從床上移坐到輪椅上，轉位板是磨光且上漆的板子，約二十二英寸長，可用來協助安全轉位。

現在Jerome已經坐在輪椅上，Kent又鼓勵他換穿外出服，Jerome很猶豫，因為他認為自己又不能外出，所以覺得很沒意義。但 Kent 和 Jerome 商量：如果他願意試用可以協助自己穿褲子、襪子和鞋子的輔具，就不強迫他換外出服，Jerome 同意了，且願意讓 Kent 示範如何使用**穿襪輔助器**（sock aid）、**穿衣輔桿**和**長柄鞋拔**。

Kent 示範一次如何使用這些輔具，並讓 Jerome 自己嘗試使用，Jerome開始笑著高興地把玩他的新「玩具」，在他意識到自己所做的事之前，他已經自己穿好了褲子、襪子和鞋子。Kent發現成果比原先預期的還要成功，並決定不再得寸進尺，他同意兩天後再來拜訪，而Jerome 也同意「一陣子」不待在床上。聽到這個好消息，Kent 再次向Jerome和Tanyaa示範轉位的過程，並讓Tanyaa練習轉位兩次，直

到她自己和 Jerome 都對她的技術感到舒適為止，而這時，Kent 也和他們道別，並朝下一個約會出發。

Leigh Ann

午餐過後，Leigh Ann 到一間教室並接收了兩名學生 Brooke 和 Aiden，這兩名學生都有**感覺統合**的問題以至於影響到學校功課和日常生活活動。Leigh Ann 將他們帶到治療室，治療室裡充滿許多孩子覺得有趣且期待的物品，例如：他們可以坐或躺在上面的大球、裝滿五顏六色塑膠球的大型 Tumbleform®（公司名）收納箱、懸掛在天花板上的網子、滑板和多種墊子、滾筒和楔形墊。

Leigh Ann 使用網子作為治療時段的開始。她將 Brooke 和 Aiden 分別放在不同的網子裡，因為 Aiden 容易喧鬧和過度興奮，因此 Leigh Ann 輕輕地推動他的網子，協助他安靜下來並讓他準備好參與接下來的活動；另一方面，Brooke 對刺激的反應比較遲緩，因此 Leigh Ann 快速地搖動她，讓她在參與活動前先給予刺激。

當兩個孩子完成網子活動後，Leigh Ann 利用拼圖協助他們可以在活動中有效地集中注意力和專心，這也對教室內的學習和參與技巧有所助益。Brooke 表現得比 Aiden 好，因為 Aiden 容易分心，因此 Leigh Ann 經常口頭提示 Aiden 要專注在活動上。

在活動接近尾聲時，Leigh Ann 允許兩個孩子在塑膠球收納箱裡玩，這是他們最想做的事，Leigh Ann 也利用它作為有好行為和參與治療的獎賞。在玩了五至十分鐘後，便是他們回教室的時間了。

168

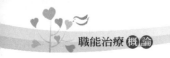

Anita

　　另一方面，Anita從早餐後就持續在為職能治療所裡的個案治療。最近，她為患有帕金森氏症的居民設立了**粗大動作**團體，這些居民必須維持行動力和平衡感，而這個每兩週一次的團體是他們達成目標的方法之一。Anita以樂團主唱John Philip Sousa的音樂搭配原地踏步活動作為團體的開場，這個音樂不但是居民所熟悉的，而且所提供的節拍能協助居民更容易執行動作，也讓活動變得更有趣。

　　在完成上半身的伸展運動後，Anita讓團體利用特大號的橡皮球進行「free-for-all」的遊戲，遊戲的目的不是在接球，而是要以任何可能的方式擺脫球，參與者可以用手臂和手將球推開，或以腳和腿將球踢開，這可能顯得有些孩子氣或不重要，但對這些個案而言卻相當重要，因為帕金森氏症患者在起始動作上有困難，而這項活動可以協助他們更迅速執行自主粗大動作並獲得樂趣。這項遊戲可以協助患者更容易移動、維持平衡感、預防跌倒，且讓患者的日常生活活動變得更安全。

Carlos

　　早上十一點，Carlos和三名有憤怒管理問題的少年碰面，這三名少年在入院前，都曾在學校或和警察有過麻煩。

　　Carlos選擇在這個團體進行陶土活動，他發現讓這些少年將手弄髒且搓揉陶土，可以提供他們有建設性的發洩憤怒的管道，且搓揉陶土對這些少年也相當有助益。搓揉陶土的過程是將潮溼的陶土反覆甩在楔形板上，直到多餘的水分被移除而使陶土容易捏塑成形。這個團

體非常喜歡搓揉陶土，最近他們彼此之間也有許多良性競爭。

　　雖然這項活動看起來可能是有趣且像在遊戲，但過程卻極富教育意義。因為憤怒的爆發不只有一次，且可能不只一件雕塑品被搥成像鬆餅團般地躺在職能治療室的地板上。這時，Carlos 的工作就是協助少年了解情緒爆發的後果，並讓他們知道自己的行為會如何影響自己和他人。

Sharon

　　回到門診後，Sharon 開始治療 Henry，他在當碼頭工人時受了傷，現在正透過請領勞工職業災害保險（workers' compensation insurance），接受工作強化治療。Henry 在抬起比想像中還要重的箱子時傷到了背部，結果導致過去四個星期他都無法工作。

　　在過去兩週，Sharon 都和 Henry 一起進行工作強化訓練；她教導 Henry 如何靠彎曲膝蓋（半蹲）來抬起各種不同重量的物品（而不是利用背部），且在任何時候都要挺直背部，這樣能更有效地抬起物品。基本上，Sharon 是教 Henry 如何更聰明地工作，而不是使用蠻力工作。

　　Sharon 必須謹慎地觀察 Henry，並鉅細靡遺地為勞工職業災害保險記錄治療過程和病程。在從事工作強化治療師的這個角色，Sharon 看過不少裝病請領給付的人。裝病請領給付是指假裝生病或受傷來詐領勞工職業災害保險，但事實上，卻是完全有能力可以執行工作的。Sharon 經常因勞工職業災害保險，和其他與個案有無能力工作的相關案件被傳喚到法庭上當鑑定人。

170

　　除了教導 Henry 正確的搬運技巧和人體力學外，Sharon 也指導他在執行搬運和粗重勞役時要使用護腰帶；雖然研究指出這類腰帶並不

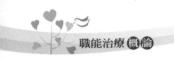

能預防背部傷害，但卻能提醒穿戴護腰帶者在搬運時要挺直背部。

在治療時段之後，Sharon 小心記錄 Henry 的進步程度，並預估 Henry 應該可以在二至三週內回到工作崗位。Sharon 以完成當天的記錄來結束一天的工作，然後察看日曆檢閱明天的行程。

Kent

當 Kent 的工作接近尾聲時，他正將車子開進第七位也是最後一位病人的車道，這座豪宅座落在海邊，有漂亮的海灣風景。Kent 按了門鈴，一位四十多歲的婦女 Marjorie 來開門，她帶 Kent 來到她母親 Cooper 女士所在的小房間裡，Cooper 女士正在看電視。Cooper 女士今年七十歲，最近在花園跌倒而造成右側髖骨骨折，Cooper 女士有骨質疏鬆的病史，因此骨頭變得易碎、容易骨折。

Kent 向 Cooper 女士打招呼，然後開始進行治療。首先，第一件事是協助 Cooper 女士可以在稍微或沒有協助的情況下，從椅子上安全地起身。Kent 示範如何正確地調整自己在椅子裡的坐姿，並利用適當的身體力學站起來，例如，Cooper 女士要讓自己移坐到椅子的邊緣，然後前傾超過身體的重心（center of gravity），接著再讓身體上升到直立的姿勢。由於 Cooper 女士最喜歡的扶手椅非常低，導致這項任務變得極為困難，因此 Kent 在椅子上加放一個墊子以增加坐姿的高度，這樣可以讓過程變得比較簡單。Kent 向 Cooper 女士和 Marjorie 解釋，若 Cooper 女士可以坐在較高的椅子裡，會比較容易站起來。雖然加坐墊好像行得通，但 Kent 解釋：他可以對扶手椅進行更多的改造——在底部加平台讓椅子變得更高或 Cooper 女士可考慮購買電動升高椅，只要靠一個按鈕就可以從椅子上升高到站立的姿勢。Cooper 女士告訴 Kent：她會考慮看看，下次見面時再告訴他結果。

Kent 接著又向 Cooper 女士展示一些可以協助她獨力穿衣的輔助工具；因為 Cooper 女士的髖骨骨折，所以無法過度彎腰，因此下半身的穿著需要協助。Kent 向她示範如何使用穿衣輔桿、穿襪輔助器和長柄鞋拔，他先示範每件器具的使用方式，然後再由 Cooper 女士自行嘗試。

一開始，Cooper 女士在操作器具時有些困難，但嘗試幾次後，她已經能熟練地使用每件器具，她開始微笑；當襪子能輕易地在每隻腳上穿脫時，她笑出聲來，得意洋洋地對女兒說：「我不需要你的幫助了。」Kent 接著向 Cooper 女士示範彈性鞋帶的使用方式，這樣她就不用彎腰綁鞋帶了。Cooper 女士笑容滿面地對自己的成就感到驕傲。

Kent 告訴 Cooper 女士和 Marjorie 會在兩天後的同一時間來拜訪，然後就離開了。Kent 在回家前先進辦公室完成今天的紀錄並將書面資料交回。雖然是很冗長的一天，但 Kent 仍然覺得愉快。

Leigh Ann

Leigh Ann 在下午三點完成所有學生的治療，現在正坐下來進行 Eric 的個別化教育計畫；Eric 是學校一位患有注意力缺損過動症的新學生。所謂個別化教育計畫是身心障礙者教育法案為所有學齡殘障兒童所規定的個別化需求。

出席 Eric 個別化教育計畫會議的人有：Eric 的老師、父母和 Eric 自己。此外，出席的除了 Leigh Ann 及其直屬的職能治療督導 Tony 外，還有物理治療師和聽語治療師也在場。

會議由特教老師 Yvonne 開場，她先介紹自己和其他在場的人員，接著她要求 Eric 和 Eric 的父母談談 Eric 的長處和短處，及他們對學校的期望，這可讓在場的所有人都知道個別化教育計畫會議的方向。

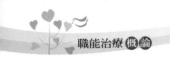

Leigh Ann 和 Tony 在聽取談話的過程中，不斷地詢問有關 Eric 的職能治療需求，而物理治療師和聽語治療師也詢問和其專業參與相關的專業需求。

在九十分鐘的會議接近尾聲時，個別化教育計畫由 Eric 及其家長在內的所有成員的意見鑄造而成。Leigh Ann 將焦點放在可以協助 Eric 更專注於任務及手寫技巧的感覺統合議題上。

通常在下午的這個時段，Leigh Ann 都在寫紀錄、計畫隔天的活動或是和 Tony 會面的督導時間。在離開學校前，Leigh Ann 先察看隔天的行程，然後朝著車子走去。

172

Anita

午餐過後，Anita 開始在職能治療室治療居民。她先試著讓個案參與有意義、可以滿足其生理、認知、心理和社會需求的活動，而不是讓居民坐著舉起桌上的重物或堆疊的圓錐體。

今天，有一小群居民在烤餅乾，Anita 依不同居民的不同需求將任務分成各種不同的部分。Lincoln 女士的工作是找出食譜所需要的材料，然後利用 Anita 在上次治療時段所教導的能量節省技巧將所有的材料蒐集在一起。

Davis 女士的任務是打開裝材料的各種罐子和包裝，最近的中風導致 Davis 女士只能使用右手，所以她必須利用各種改造方式來完成任務，包括：使用止滑的 Dycem® 墊子、電動開罐器和剪刀，這項任務也要求 Davis 女士要注意左側以彌補其左側半盲的問題。Anita 在一旁督導，並在 Davis 女士遺漏任何事時讓她知道。

Nixon 女士負責組合所有的材料並將它們混合在一起，這項任務可以協助她依步驟要求安排順序，且能增加其右手臂的關節活動度和

肌力。因為 Nixon 女士的握力很差，所以 Anita 必須使用合成橡膠來改造木湯匙的把柄，以便讓 Nixon 女士更容易抓握。

Lincoln 女士現在正在搓揉製作餅乾的生麵糰，並用擀麵棍將麵糰擀平，然後用餅乾模型切割成不同形狀的餅乾，這看似不起眼的活動會因餅乾麵糰的阻力而協助 Lincoln 女士增加雙手的肌力。

Capone 女士是負責烘烤餅乾的人，她走到烤箱旁，打開烤箱並設定烤箱的溫度，她的工作是將餅乾放進烤箱，並在烘焙完成時取出餅乾。在 Capone 女士意識到之前，她已經在這項活動中增加了上肢關節活動度、肌力和耐力。

Rubenstein 先生宣稱自己是負責品嚐的評審，這引起所有成員一陣大笑。他一開始表示不想參與餅乾製作的任何流程，但同意在活動結束時清洗碗盤，他的女伴們也欣然同意這項安排。

Carlos

173

在一天的工作將結束時，Carlos 感到非常疲憊，他還有一個團體要帶，他特別將這個團體留在最後以便能協助他自己和個案。最後這個團體主要是協助促進團隊合作，並促進數名有情緒障礙青少年間的互相依賴。

Carlos 為這個團體選擇了籃球比賽，這項活動會教導他們彼此如何合作且同時允許他們消耗被壓抑的精力。對 Carlos 而言，參與這項活動讓他可以在經過漫長、情緒消耗殆盡的一天之後重新充電。

Carlos 時常懷疑自己所做的是否真的有效，他覺得自己所做的很多都只是常識，但他所治療的人們卻在最簡單的日常生活層面上有困難，例如：時間管理、組織技巧、放鬆技巧和基本的生活技巧。Carlos 知道人們的這些問題是因為工作、自我照顧、玩樂與休閒、休息，

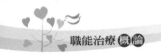

以及睡眠的職能表現不平衡所造成，這也正是他要做的事——協助那些人找到平衡且在社會中適當地運作。

本章摘要

　　本章透過簡潔的描述，協助讀者能對職能治療及其功效有基本的概念，這些普遍的情節不代表整個專業。本章的設計主要是讓讀者對職能治療過程的概念，以及職能治療人員經常工作的各種不同執業領域有更進一步的認識。

　　本書的整體目的在於讓讀者了解並欣賞職能治療的藝術與科學。我試著讓閱讀過程變得更具教育性及娛樂性，我真誠地希望讀者能了解這個塑造我生活許多層面的專業。

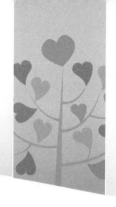

 附 錄 A
有關職能治療常被問到的問題

 Q1 職能治療是什麼？

　　職能治療協助人們因生理、發展和心理障礙所產生的疾患或損壞其所選擇參與的自我照顧、工作、玩樂與休閒的領域。職能治療包括：使用功能性、有意義的活動來達成個案的目標。通常活動或所處的環境需要被改善或改造以便讓個案可以參與。

Q2 職能治療師做些什麼？

　　職能治療師的終極目標是要讓個案參與所選的工作、自我照顧，以及玩樂與休閒的職能角色。為了決定個案的長處和短處，治療師可以進行評鑑，且根據這項評鑑可以規劃協助個案完成最渴望的職能角色的治療計畫。治療師可利用各種不同的方式來達成個案的目標，僅列舉數例，包括：運動、副木、適應性工具／輔助器具／輔助科技、感覺統合、團體活動、工作強化和認知訓練。

Q3 成為職能治療師的學歷要求為何？

　　2007 年開始，所有基層的註冊職能治療師都必須具備職能治療碩士學歷，這必須花費五年的大學時間，而職能治療生則需要入學兩年，畢業時可獲得兩年制大學學歷。

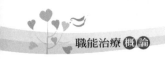

Q4 職能治療師需要執照嗎？

美國及大多數的州政府都要求必須以某種方式管理職能治療師和職能治療生，例如：透過執照、檢定或商標法令，但這並不是全都適用，這些規定會因各州規定不同而有所不同。有些州對註冊職能治療師訂有條款但對認證職能治療生卻沒有規定，所以應該向所在的州政府查證和條例相關的資訊。

176

Q5 職能治療師和物理治療師有什麼差別？

物理治療師很具體地就是治療身體的生理疾患，主要目標是恢復虛弱肌肉的使用、重建正常動作和減輕疼痛；而職能治療的目標是促進個體在執行穿衣、工作和遊樂與休閒的職能角色上可以獨立自主。雖然這兩種專業有時在某些技術和方法上會有所重疊，但卻是兩種經常彼此充實和互補的不同領域。

Q6 職能治療師的收入為何？

基層的職能治療師一年平均所得為五萬美元，而職能治療生一年平均所得為三萬四千美元，但在全美各地會有所不同。

Q7 職能治療師和職能治療生的不同處為何？

這兩者的主要不同處在教育程度的要求。基層的職能治療師需要花費五年的大學時間來完成基本的碩士學位，職能治療生則可加入兩年制的大學而取得兩年制的大學學歷。一位職能治療師可以進行完整的職能治療評鑑、書寫治療計畫和執行治療；而職能治療生則可以在評鑑過程和計畫治療方案的某些層面協助職能治療師，也可以在職能

治療師的督導下，提供與病人面對面的治療。雖然兩者在工作的性質上很相似，但職能治療生需要職能治療師的持續督導；另一方面，職能治療師則擁有較多的自主權，因此通常須完成較多的文書作業。

 職能治療師在哪裡工作？

大多數的職能治療師和職能治療生都在醫院、復健中心、長期照護機構和轉介照顧中心工作，其他職業的領域包括：居家照護、安寧照護、學校系統、私人診所和精神科機構。你可以在人們有達成職能角色問題的任何地方找到職能治療師。

 如何找到職能治療學校？

美國大部分的州和波多黎各都設有職能治療生和基層職能治療師科系。搜尋職能治療系所最簡單的方式就是到美國職能治療協會的網站 http://www.aota.org，點選「學生」，然後選擇職能治療系或職能治療生學系。

 換燈泡需要幾個職能治療師？

177

事實上，職能治療師不換燈泡，而是教導人們如何自行或使用輔助器具來完成這項工作。

 職能治療生能成為職能治療師嗎？

可以的，有兩種方法可以達成。第一種，以兩年制的大學學歷作為基礎，然後增修其他課程，包括任何學校可能會要求的先修課程；第二種方法是加入週末系所，這樣的系所屈指可數，主要是讓你每隔幾週就參與密集的週末課程。參與這些課程除了需要有良好的自律外，對許多學生而言，相對地也需要經常旅行和較貴的膳宿費。

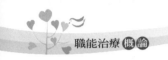

Q12　哪些人需要職能治療？

　　任何在執行工作、自我照顧、玩樂與休閒職能角色有困難或無能力執行的人都可從職能治療中獲益，包括罹患像關節炎、中風、頭部外傷、骨科問題和心臟問題等生理損傷的人，也包括罹患發展疾患的孩童和成人（如：腦性麻痺）及那些患有精神疾患或其他疾病的人。

Q13　職能治療師有全國性的組織嗎？

　　職能治療師的全國性組織是美國職能治療協會（American Occupational Therapy Association, Inc., 4720 Montgomery Lane, P.O. Box 31220, Bethesda, MD 20824-1220）；各州也都擁有自己的協會。

Q14　其他國家也有職能治療師嗎？

　　根據職能治療師世界聯合組織（WFOT）表示：其會員、準成員或捐助成員來自全球六十五個國家。

Q15　職能治療服務的費用由誰給付？

　　美國政府透過美國政府醫療保險進行給付，其是職能治療服務的最大客戶；其他給付來源還包括：美國政府醫療補助、私人保險公司、勞工職業災害保險和自費。

Q16　職能治療師的就業前景如何？

　　職能治療是目前持續快速成長的專業，美國勞工統計局（Bureau of Labor Statistics）預估，職能治療從業人員的需求將穩定成長至2012 年以後——尤其是「戰後嬰兒潮世代」出生的這批人，其年齡增長且需要更多的職能治療服務。

Q17 有不同種類的職能治療師嗎？

所有的職能治療師都接受相同的基本教育。大多數執業的治療師都在特定的領域有其專長，例如：心理社會專業、手部治療、生理殘疾、工作強化、小兒科和學校系統。

Q18 職能治療師會和其他哪些專業一起工作？

職能治療師與職能治療生和許多其他專業合作，包括：醫生、護士、物理治療師、語言治療師、娛樂治療師、活動治療師和老師。

Q19 職能治療和治療性娛樂的差別為何？

雖然職能治療和治療性娛樂都由相同的歷史來源發展而成，有時候看起來很相似，但兩種專業間仍有很大的不同。職能治療的焦點放在工作、自我照顧、玩樂與休閒，但近幾來年，已較少將焦點放在玩樂與休閒方面；除了利用玩樂治療孩童外，職能治療師已將這個領域的大部分都轉手讓給娛樂治療師了。而兩者間的主要差異是薪資不同，職能治療生一年的平均所得為三萬四千美元，而基層的職能治療師一年的平均所得為五萬美元，但娛樂治療師一年卻只有兩萬八千美元的收入。

Q20 職能治療師和活動治療師的不同之處為何？

這其實是語意的問題，活動治療師其實就是娛樂治療師，但娛樂治療師通常有學士學位且透過美國休閒治療認證協會取得認證，而活動治療師最主要是有計畫地讓病人忙碌地參與有治療性或沒有治療性目標的活動，而不只是讓病人開心。職能治療生可以擔任活動治療師的工作，且在擔任活動治療師時不需要職能治療師的督導。

職能治療之重要相關資訊

美國職能治療協會（AOTA）

4720 Montgomery Lane

Bethesda, MD 20824-3425

800-729-2682（800-SAY-AOTA）

http://www.aota.org

全國職能治療認證會（NBCOT）

The Eugene B. Casey Building

800 South Frederick Avenue

Suite 200

Gaithersburg, MD 20877-4150

301-990-7979

http://www.nbcot.org

職能治療教育鑑定會（ACOTE）

ACOTE

c/o AOTA Accreditation Department

P.O. Box 31220

Bethesda, MD 20824-1220

301-652-2682

accred@aota.org

職能治療師世界聯合組織（**WFOT**）

c/o WFOT Secretariat

P.O. Box 30

Forrestfield

Western Australia 6058

61 8 9453 9746

wfot@multiline.com.au

我建議你使用 Google 搜索「職能治療」及你所選的州來尋找當地的職能治療組織，幾乎每個州的職能治療組織都有自己的網站。

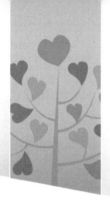

職能治療之延伸閱讀

Bing, R. K. (1981). Occupational therapy revisited: A paraphrastic journey. *American Journal of Occupational Therapy, 35,* 499–518.

Meyer, A. (1922). The philosophy of occupational therapy. *Archives of Occupational Therapy, 1,* 1–10.

Peloquin, S. M. (1989). Sustaining the art of practice in occupational therapy. *American Journal of Occupational Therapy, 43,* 219–226.

Reed, K. L. (1986). Tools of practice: Heritage or baggage? *American Journal of Occupational Therapy, 40,* 597–605.

Reed, K. L., & Sanderson, S. N. (1999). *Concepts of occupational therapy* (4th ed.). Philadelphia, PA: Lippincott Williams & Wilkins.

Reilly, M. (1962). Occupational therapy can be one of the greatest ideas of 20th century medicine. *American Journal of Occupational Therapy, 16,* 2–9.

Shannon, P. D. (1977). The derailment of occupational therapy. *American Journal of Occupational Therapy, 31,* 229–234.

詞彙

變態心理學（abnormal psychology）：是一門與異常人類行為相關的心理學分支。

乙醯膽鹼（acetylcholine）：是一種神經傳導物質，對神經和肌肉間的訊號傳遞尤為重要。

主動協助性關節活動度（active assisted range of motion, **AAROM**）：主動關節活動度需經由他人（治療師）的協助才能獲得支撐。

主動關節活動度（active range of motion, **AROM**）：個體在沒有任何協助下，可以利用自己的肌肉力量移動任何關節的活動度。

活動分析（activity analysis）：藉由將活動分成許多構成要素來分析一個活動。

日常生活活動（activity of daily living, **ADL**）：個體每天都要執行的基本活動，包括：吃飯、穿衣和洗澡。

收縮肌（agonist）：肌肉群的主要動作者（例如，二頭肌是肘部屈曲的收縮肌）。

解剖學（anatomy）：生物的構造，尤其是指人體。

擷抗肌（antagonist）：一條肌肉（或肌肉群）產生反抗收縮肌的動作（例如，三頭肌是二頭肌的擷抗肌，因為它可以使肘部伸直）。

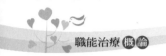

焦慮症（anxiety disorder）：一種精神症狀，通常會造成個體極深、不切實際的恐懼感，會損害其適當運作的能力。

失用症（apraxia）：無法執行有意義的動作或行為，不是起因於動作、感覺或協調受損。

上行性麻痺（ascending paralysis）：首先會在腿部出現虛弱或麻痺，然後會漸漸往上移至軀幹和手臂；這種症狀常見於格林巴利綜合症。

肺內吸入異物（aspirate）：吸入固體或液體（例如：食物或水）到肺部；若是不解決，可能會造成吸入性肺炎。

輔助科技／器具（assistive technology/devices）：任何可以讓個人更容易獨立執行職能的器材或儀器。輔助科技的範圍可從低科技的儀器（像是用來加粗叉子握把的合成橡膠）到讓下肢癱瘓者使用、由精細電腦控制的環境控制系統。

182 運動失調型（ataxia/ataxic）：自主性動作失去協調，通常是由於小腦受損所引起。

徐動型（athetoid）：非自主性緩慢扭曲肌肉的動作，常見於腦性麻痺的特定類型。

幻聽（auditory hallucinations）：在沒有適當的刺激下聽見聲音或有人說話，常見於精神分裂症和躁狂症，幻聽比幻視更常發生。

倒序連鎖法（backward chaining）：以倒序的方法一步一步地教導一項活動，從成果開始然後倒著一直到回到第一項步驟；通常用來教導重度智能不足的個案。

肥胖病學（bariatrics）：著重於治療和控制肥胖及其相關疾病的醫學領域。

厭戰症（battle fatigue）：對戰爭的影響所產生的生理和情緒上的負面反應（也稱為戰爭精神官能症）。在二次世界大戰之前，這種症狀也被稱為砲彈休克症候群。今日，則被稱為創傷後壓力症候群（post-traumatic stress disorder, PTSD），且是指任何創傷事件的結果，而不單指戰爭。

行為主義（behaviorism）：心理學理論學派，相信人的行為是環境、因和果所造成。

雙極性疾患（bipolar disorder）：是一種精神疾患，會導致病人經歷極端的情緒波動，從嚴重憂鬱到病人沒有衝動控制的極度興奮；這是由於化學物質不平衡所導致，通常可以藥物控制。

失明（blindness）：嚴重衰退或完全失去視力。

水泡法（blistering）：將溶劑敷在皮膚上造成水泡（二度燒傷），用意是以血液或膿汁的方式取出感染或不良的體液。

放血（bloodletting）：也就是流血。切開血管以抽出大量的血，企圖重建身體體液的平衡或釋放動脈中的壓力和阻塞，通常是無效的；事實上，為了醫治喬治華盛頓（George Washington）的喉嚨感染，而企圖使用此法，結果導致其死亡。

身體形象（body scheme）：個體如何感覺其身體和環境的關係。

腕隧道症候群（carpal tunnel syndrome, **CTS**）：是一種正中神經被由手腕骨頭所形成的腕骨隧道限制及壓迫的症狀，會導致患手拇指、食指和中指的麻痺與疼痛。

工作量（caseload）：治療師一天或一週所診治的病人或個案總數。 *183*

白內障（cataract）：眼睛的水晶體混濁，會損害視力。

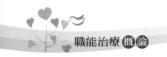

重心（center of gravity, **COG**）：所有重量都是相等的那個平衡點，通常位於肚臍（肚臍眼）的上方。

腦性麻痺（cerebral palsy）：因腦部受損所引起的症狀，可能發生在出生前（產前）、生產過程中（出生前後）或出生後（產後），一直到八歲為止的任何時間，會造成孩童在生理上和認知上無法挽回的損傷。

認證職能治療生（certified occupational therapy assistant, **COTA**）：一位擁有認證或被職能治療教育鑑定會（Accreditation Council for Occupational Therapy Education, ACOTE）認可的兩年制職能治療系學位，且通過由全國職能治療認證會（National Board for Certification in Occupational Therapy, NBCOT）舉辦的檢定考試的人。

臨床推理（clinical reasoning）：允許治療師根據觀察、知識和經驗進行判斷的技巧。

認知（cognition）：人類大腦所執行的高階功能，包括理解力和說話的使用、視覺感知和解譯、運算能力、注意力（資訊處理）、記憶力，以及執行功能，如計畫、問題解決和自我監控。

制約反應（conditioned response）：經由特定刺激所學會的反應。

攣縮（contracture）：肌肉及相對應的關節永久縮短，造成關節活動度減少。

對比浴（contrast bath）：交替使用熱水和冷水以增加手部或腳的血液循環。

冷凍療法（cryotherapy）：使用冰敷包或冰水作為治療的療法。

深壓覺（deep pressure）：在骨頭、關節和肌腱的壓覺。

去機構化（deinstitutionalization）：將人們從居住機構中移走並讓其重返社會的過程，減少強迫監禁、精神病院和監獄中的人口數量。此運動開始於 1970 年代，並成功減少精神病院中的人口。

退化性關節炎（degenerative joint disease, **DJD**）：參見骨性關節炎（osteoarthritis）。 *184*

憂鬱症（depression）：是一種悲傷、憤怒和生物性慾望及動機減少的精神健康疾患特徵。憂鬱症是全世界最常見的精神健康疾患。

皮節（dermatome）：是指身體被特定感覺神經支配的特定區域。

發展里程碑（developmental milestones）：孩童在特定年齡應該達成的同儕標準常規中的能力，例如：翻身、坐起、爬行和行走，若無法達成這些目標就表示發展遲緩。

診斷誠實（diagnostic honesty）：安寧照護的概念和原則，指病人和家屬對病程後果的相關問題和擔心都會得到誠實且公開的回答，不會試圖為了讓病人好過而隱瞞資訊。

疾病診斷關聯群制度（diagnostic related group, **DRG**）：根據年齡、性別、主要和次要診斷及介入方法所做的 468 種診斷分類，可用以決定住院天數和所能請領的補助金額。

多巴胺（dopamine）：由腦中黑質體（substantia nigra）所製造的神經傳導物質。缺乏多巴胺會導致臨床憂鬱症與帕金森氏症。

穿衣輔桿（dressing stick）：協助無法觸及下半身的人能輕鬆穿脫內衣褲、褲子、鞋子和襪子的器具。

兩人配對（dyad）：兩個個體形成社交上的重要關係（例如：職能治療師和個案）。

測力計（dynamometer）：以磅和公斤測量手部抓握力的測量工具。

吞嚥困難（dysphagia）：吞嚥困難通常是由於腦部受損或舌咽神經（glossopharengeal nerve）受損所造成。

語言障礙症（dysphasia）：是個人說話能力受損且言詞理解能力喪失的一種語言疾患，這個字來自拉丁語 dys-（受損）和希臘語 phasia（說話）。

1975年殘障兒童教育法案（Education for All Handicapped Children Act of 1975）：美國國會在 1975 年通過的法案，要求在「最少限制」的環境中給予所有的孩童「免費且適切」的教育機會；1990 年被授權為身心障礙者教育法案（PL 101-476）；最新修訂則是 1997 年的 PL 105-17。

自我（ego）：維持意識和現實連接的心理部分，調和自我的主要衝動和超我的嚴格要求。

肌肉電流刺激（electrical muscle stimulation, **EMS**）：利用電流刺激促使肌肉張力和預防肌肉萎縮。

電療法（electroconvulsive therapy, **ECT**）：對某些精神疾患的治療；將電流傳導至腦中，引起癲癇發作，有計畫地讓腦部「休息」以減輕精神疾患的問題。

電療（electrotherapy）：利用電流減輕水腫和疼痛，並促進肌肉功能。

倫理學（ethics）：處理有關好和壞的紀律，以及道德的責任和義務。

評鑑（evaluate）：評估個案的能力和障礙，通常包括：生理、心理和認知功能，以及個案的周遭環境。

185

初次評鑑（evaluation, initial）：和新個案第一次會面，並進行評估。

惡化期（exacerbation）：使成為或變得更差。

促進者（facilitator）：這個人通常藉由非直接的團體領導，讓團體在完成工作上變得更容易。促進者的角色是協助和引導，而非控制。

精細動作（fine motor）：利用手和手指從事如扣鈕釦、拉拉鍊、縫紉等精細任務相關的技巧。

手指測力計（finger dynamometer）：測量手部外在肌群和內在肌群肌肉力量的測量工具。

鬆弛無力（flaccid）：失去肌肉張力。

微粒療法（fluidotherapy）：利用磨得很細的玉米殼懸浮在熱空氣中，用以舒緩疼痛並增加關節活動度。

司法精神醫學（forensic psychiatry）：是一種心理學的層面，主要是處理因犯罪而受監禁且罹患精神疾患的人。

前序連鎖法（forward chaining）：一種教學方式；從一項任務的起始步驟開始，然後持續到任務完成。

佛洛依德（Freud, Sigmund）：「精神分析學之父」；佛洛依德相信人們的情緒問題是因自我、本我和超我的內在交戰所引起。雖然他的許多理論不再是有意義的，但卻塑造了現代精神病學的專業及鑄造了許多今日還在使用的心理學術語。

186

功能性電刺激（functional electrical stimulation, **FES**）：將低階受電腦控制的電流運用在神經肌肉系統——包括癱瘓的肌肉，以增加或製造功能，像是行走或騎腳踏車等運動。

腸胃科（gastroenterology）：研究影響消化道的疾病。

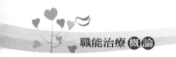

守門員（gatekeeper）：團體中的成員（通常是領導者）；可控制哪些允許進入團體系統，且可能因團體的需求或能力而呼籲改革。

青光眼（glaucoma）：無症狀的眼睛疾患，由於眼球內的壓力增加所造成，若不治療可能導致失明。

血糖測量儀（glucometer）：測量人體血液中的葡萄糖（糖）濃度的儀器。糖尿病患者每天都必須使用此儀器協助決定維持正常血糖濃度所需的胰島素劑量。

量角器（goniometer）：用來測量關節活動度的儀器。

圖形覺（graphesthesia）：在未看到的情況下，能辨別在皮膚上所寫的數字和字母的能力。

大社會計畫（Great Society, the）：由詹森總統（Lyndon B. Johnson）在 1964 年提出的一系列國家政策，此政策方案的部分計畫理論為美國政府醫療保險和美國政府醫療補助險。

粗大動作（gross motor）：和利用身體大肌肉群執行像行走、游泳等活動相關。

團體動力（group dynamics）：研究團體成員和團體間的互動。

習慣訓練（habit training）：一種治療方法，包括：二十四小時支配工作、自我照顧、玩樂、休息和睡眠的平衡；有計畫地協助精神病患克服或改善混亂的習慣。一開始是由 Adolf Meyer 所提出，並經常被 Eleanor Clarke Slagle 使用。

安寧照護（hospice）：1968 年在英國由 Dame Cicely Saunders 所開發的概念，有助於絕症患者及其家人的需求。

人類成長和發展（human growth and development）：人類身體和心靈

從胎兒期發展到老年和死亡的成長和改變的動態過程。

熱敷機（hydrocollator）：用來加熱熱敷包的儀器。

血糖過高症（hyperglycemia）：過多的血糖（糖）——通常是每分升 126 毫克（mg/dl）或更高，也是糖尿病的指標。

血糖過低（hypoglycemia）：血糖過低——通常每分升少於 60 毫克（mg/dl），此症狀是血液中含有過多的胰島素所引起。

肌張力過低（hypotonic/hypotonia）：肌肉張力過低的情況。

本我（id）：引起基本衝動和慾望的心理部分。

融合（inclusion）：有計畫地將殘障孩童融入一般教室環境，而非將他們隔離到特殊學校或教室的一種教育概念。

失禁（incontinence）：無法控制個人的大小便。

個別化教育計畫（Individualized Education Program, **IEP**）：為學齡殘障兒童所寫的教育計畫，由專業團隊（老師、治療師等）和家長共同設計。個別化教育計畫是由公法 94-142 中的身心障礙者教育法案（IDEA）所規定。

1997 年身心障礙者教育法案（Individuals with Disabilities Education Act of 1997, **IDEA**）：由聯邦法律下令所有殘障孩童都可享有免費且適切的公共教育，強調特殊教育和相關服務可有計畫地滿足其特殊需求，且能為其就業和獨立生活做準備。

工具性日常生活活動（instrumental activity of daily living, **IADL**）：較複雜的活動，不一定每天都會進行，但對獨立生活很重要，包括：準備餐點、做家事、洗衣、購物、使用交通工具、金錢管理、使用電話和執行房屋維修等。

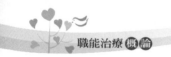

胰島素休克／胰島素昏迷（insulin shock/insulin coma）：因使用過量的胰島素、食物攝取減少或運動增加所造成的結果，症狀包括：流汗、發抖、飢餓、暈眩、喜怒無常、困惑，以及手臂和手的麻痺，此症狀也被稱為胰島素反應或血糖過低。

興趣量表（interest inventory）：有計畫地決定個人喜愛何種活動或有興趣嘗試的一種評估工具。

內科醫師（internist）：內科醫療的專科醫師。

188 離子電泳法（iontophoresis）：透過直接電流引領可溶解的離子進入細胞組織中。

巡迴治療師（itinerant therapist）：在不同地方（通常是在同一個學區裡的不同學校）工作的治療師。

關節保護（joint protection）：職能治療師所使用的教育過程，用以協助關節炎患者盡量以不造成關節壓力的方式執行每天的任務。

榮格〔Jung（發音 yung），Carl〕：瑞士心理醫師，他創立了分析性心理學，雖然不是第一個解析夢的人，但他對夢的解析可能是最有影響力，也絕對是最廣泛的。他對人類心理學的態度是獨特的，他將主要的重點放在透過對夢、藝術、神話、世界宗教和哲學的探索來了解人類心理。

人體運動學（kinesiology）：研究動作。

運動感覺（kinesthesia）：自主性動作的感覺。

領導者（leader）：在團體環境中，領導者（通常是治療師）負責計畫和主持團體。

住院天數（length of stay, **LOS**）：在醫院中，平均住院天數的計算是

將住院總天數除以在 DRG 歸類中的總病人數，住院天數的計算是出院日減去入院日，所以一個人在同一天住院又出院則住院天數為零。

輕觸覺（light touch）：皮膚表面的碰觸。

長期目標（long-term goal, **LTG**）：一個專注在治療終極成就的目標。一旦達成長期目標，就表示病人應該要終止治療。長期目標的達成是利用許多較小的短程目標。

低視能（low vision）：也被稱為部分視覺。無法以眼鏡、隱形眼鏡或手術成功矯正的視力，低視能通常是由眼睛疾患所引起，例如：青光眼或黃斑部病變。有些特殊光學或非光學儀器可增進或改善低視能患者的視力，而合適的儀器挑選則須經由特殊的低視能視力檢驗決定。

黃斑部病變（macular degeneration）：由於視網膜的圓錐形細胞機能失常，導致單眼或雙眼失去看到中央視野的能力；有「溼型」（盤狀）和「乾型」（萎縮性）兩種。也被稱為和年齡相關的黃斑部退化（ARMD 或 AMD）和高齡所致的黃斑部退化。

189

躁鬱症（manic depression）：參見雙極性疾患（bipolar disorder）。

徒手肌力測試（Manual Muscle Test, **MMT**）：一項半客觀的肌肉力量測試；治療師會要求個案在無地心引力或抗地心引力下執行特殊的關節動作。動作的程度同時再加上地心引力或其他阻力，用以決定肌肉的等級。

乳房切除術（mastectomy）：以手術移除乳房。

美國政府醫療補助險（Medicaid）：一種共同基金，是州和聯邦政府用以給付醫療上必要服務的保險方案。美國政府醫療補助險提供給付給孩童及其照顧者、懷孕婦女、殘障人士、盲人、六十五歲以上或因低收入而有醫療需求的人。在伊利諾州的管理是透過 Department of

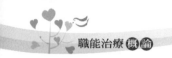

Public Aid 執行。美國政府醫療補助險提供醫師、醫院和長期照護資金。

美國政府醫療保險（Medicare）：聯邦保險方案提供參與的供應者廣泛的利益。美國政府醫療保險供應者是病人的照護機構，例如：醫院、安寧照護、護理之家和居家照護。大多數年紀超過六十五歲的人可獲得利益，而社會安全的受益者則是六十五歲以下有殘障、需要洗腎或移植的人。

智能不足（mental retardation）：心智發展損壞或不完全，特徵是智商低於七十且至少有以下兩種技巧的功能嚴重受限：溝通、自我照顧、居家生活、社交／人際互動技巧、使用社區資源、自我導向、功能性學業技巧、工作、休閒、健康和安全。通常在十八歲之前發病，已確認有兩百多種引發智能不足的因素。

道德治療（moral treatment）：一種較溫和治療精神疾患的方式，且提供精神病患者自我照顧的方法，而不是以鐐銬或關進監獄／機構的方式來懲罰他們。

髓磷脂（myelin）：包覆在神經細胞周圍的脂肪，可協助神經脈衝傳導。若髓磷脂被特定的疾病破壞（例如：多發性硬化症），便會造成脈衝順暢傳導出現困難。

神經解剖學（neuroanatomy）：研究神經系統構造和組織的一門學問。

190 **神經發展治療訓練**（neurodevelopmental training, **NDT**）：一種神經復健的方法，可同時抑制不正常的動作模式並促進正常的模式。

神經科（neurology）：研究神經系統及其相關疾病。

神經肌肉交界點（neuromuscular junction）：神經末端和肌肉組織接

合的突觸點（synaptic site），神經衝動被轉換為肌肉收縮。

神經科學（neuroscience）：研究神經系統的功能以及影響其功能的因素。

客觀的（objective）：訊息可以被其他人適當、反覆、有效地進行測量，且可以將主觀性從結果中移除。

職能歷史（occupational history）：職能治療師用來決定個案喜歡、不喜歡、希望和抱負的方法，可以協助治療師先將個案當成人來看待，然後才注意到個案的健康狀態。

註冊職能治療師（occupational therapist, registered, **OTR**）：完成至少五年職能治療課程訓練，且其訓練被職能治療教育鑑定會認可並通過由全國職能治療認證會舉辦的檢定考試的人。

睪丸切除術（orchiectomy）：以手術切除睪丸。

輔具（orthotics）：加裝在人體上的任何外在裝置，可用以固定或限制受傷的組織、排列或矯正畸形或改善功能。

骨性關節炎（osteoarthritis, **OA**）：關節炎的一種，關節骨頭頂端的軟骨組織被磨損所造成，又稱為退化性關節炎或骨關節炎。

範例（paradigm）：他人可用來作為引導的例子或模式，也就是一個模範。

下肢癱瘓者（paraplegic）：個體因為脊髓損傷而造成從胸腔或胸部以下不能動。

皮膚感覺異常（paresthesia）：一種異常的感覺，例如：燒傷、刺痛或「針刺」的感覺。皮膚感覺異常可能是周邊神經病變的第一個症狀，或可能是藥物引起的副作用，不會隨時間而惡化。

帕金森氏症（Parkinson's disease）：一種漸進的神經疾患，通常在五十歲以後發生，和大腦製造多巴胺的細胞毀壞有關，特徵是肌肉顫抖、動作緩慢、臉部部分麻痺、怪異的步態和姿勢及虛弱。也被稱為震顫麻痺或顫抖麻痺。

被動關節活動度（passive range of motion, **PROM**）：由外在力量（例如：治療師）所執行的關節活動度，順著關節動作軌跡移動，肢體被移動的人保持放鬆或被動的狀態。

巴夫洛夫（Pavlov, Ivan）：俄國心理學家，以制約反應的成就而聞名，所謂制約反應是指刺激可引起的固定和可預測反應。最著名的實驗就是讓狗聽到鈴聲就制約地聯想到食物，讓狗每次不管有沒有吃到食物，只要聽到鈴聲就會流口水。

知覺（perception）：在心理學和認知科學中，知覺是一種取得、詮釋、選擇和組織感覺資訊的過程。學習知覺的方法可從生物學或生理學到心理學的方法，以及到非常抽象的心智哲學「思考實驗」。

周邊神經系統（peripheral nervous system, **PNS**）：在大腦和脊髓外傳導脈衝的神經〔例如：在中樞神經系統（central nervous system, CNS）之外〕。周邊神經系統的細胞位於中樞神經系統內，其長度可延伸至身體的周邊部位。

人格異常（personality disorder）：任何心理疾患的族群皆可組成，特徵是由於刻板、沒有彈性和適應不良的行為模式而無法和他人建立關係。

幻肢感覺（phantom limb）：在截肢後有肢體仍然存在的幻覺。

幻肢痛覺（phantom pain）：痛覺從已截肢被移除的肢體而來。

復健科（physiatry）：是協助因疾病、殘疾或受傷而導致殘障的人重

新恢復其功能的醫學分支。

物理因子儀器（physical agent modality, **PAM**）：將任何能量或物質應用在病人身上以減輕疼痛和改善功能，例如：利用熱、冷、紫外線和超音波。

生理學（physiology）：生理學（在希臘語中，physis ＝自然，而 logos ＝話）是一門研究機械、身體和生物化學功能的學問。

斑塊（plaque）：縫補在中樞神經系統中發炎、髓磷脂被破壞和硬化的部分，是多發性硬化損害的特徵。

小兒麻痺症（polio）：一種會造成肌肉癱瘓的病毒疾病。直到 1950 年代小兒麻痺症疫苗出現之前，小兒麻痺症在美國引起高度關切，並造成許多人殘障。今日，此病症已極少出現。

192

動作計畫（praxis）：計畫和執行有意義動作的能力。

額葉前部切除術（prefrontal lobotomy）：將前額葉從大腦中切除的一種手術方式，目的在使病人變得更順從，此手術在 1930 年代到 1950 年代被使用，但現在已不被採用。

主治醫師（primary care physician, **PCP**）：一位「通才」者——像家庭醫師、小兒科醫師、內科醫師或產科醫師。在被管理的醫療組織中，主治醫師對病人所有的醫療服務負責任，包括：轉介、手術和住院。

自費（private pay）：在沒有第三保險給付機構介入之下，自己掏腰包支付職能治療的費用。

本體感覺（proprioception）：在眼睛閉起來時，可以感覺肢體及其動作位置的能力。

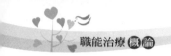

預期性給付制度（prospective payment system, **PPS**）：根據診斷之醫療服務給付的一次總給付制度。

義肢（prosthetics）：任何取代失去或遺失之身體部位的裝置。義肢包括：手臂、腿、胸部、睪丸、眼睛和牙齒，可被運用於功能、美觀，或兩者兼具。

精神病學（psychiatry）：醫療的專科專注在心理疾患的起源、診斷、預防和治療。心理醫師須獲得醫師學位且接受四年或更長時間的被認可的住院醫師訓練。為了能執業，心理醫師也必須擁有所在州的執照，且心理醫師是精神醫療專業人員中唯一有執照可開立處方箋的人。

通便（purging）：為了維持身體體液的平衡而嘔吐，或使用瀉藥像是蓖麻油來增進排便。

四肢麻痺（quadriplegia）：因為頸椎脊髓或腦部受損而造成的一種症狀。此傷害造成患者失去手腳全部或部分的使用，此症狀也被稱為四肢癱瘓（tetraplegia）；兩者的意思皆為「四肢的癱瘓」。

關節活動度（range of motion, **ROM**）：指關節能做到所有正常動作的能力。關節活動度運動可協助增加或維持肌肉、肌腱、韌帶和關節的彈性和動作。

轉介（referral）：正式請求職能治療服務，通常由醫師開立。

193 **緩解期**（remission）：疾病全部或某些症狀消失或嚴重度減輕的一段時間，緩解期可能是自然發生或是藥物治療的結果。

重複性壓迫傷害（repetitive stress injury, **RSI**）：一種工作過度症狀，影響手臂和上背部肌肉、肌腱和神經，發生的原因是因為不良的姿勢或重複的動作，讓這些部位的肌肉在很長一段時間中一直保持緊繃。

靜止性顫抖（resting tremor）：在肢體放鬆時出現顫抖，通常在患肢出現自主性動作時停止。

類風溼性關節炎（rheumatoid arthritis）：一種自體免疫系統疾病，造成關節、關節附近組織和身體其他器官慢性發炎。因為會影響多種器官，因此類風溼性關節炎也是一種系統性疾患，有時也被稱為風溼性疾患。

圓弧刀（rocker knife）：有弧度刀片的刀子，能允許個人藉由搖動刀子，利用刀片作為支點來切食物，而非用鋸的方式。

羅吉斯（Rogers, Carl）：美國心理學家，開發心理治療中以個案為中心的模式。

精神分裂症（schizophrenia）：一種精神疾患，病人會經歷感覺輸入、思考、感覺和情感之間的解離。精神分裂症患者通常會經歷幻聽。

脊柱側彎（scoliosis）：脊柱的側（側面）彎和旋轉有關，在胸部脊椎和凸面的肋骨被移位。某種程度的脊髓不對稱是正常的，有約25%的人口在孩童時期曾經有過這樣的經歷，超過 20°的彎曲在每一千名男孩中有一至兩位會發生，而每一千名女孩中則有四至五位會發生，所有案例中有 65%是原發性的（發病原因不明）。大多數脊柱側彎發生在女孩青春期開始時。

篩選（screening）：簡短、非正式地評估一個人可能需要職能治療服務的需要，篩檢通常無法申請第三保險給付機構的給付。

感覺統合（sensory integration）：組織和處理，或接收感覺加以使用的神經過程。

砲彈休克症候群（shell shock）：第一次世界大戰時的厭戰症／戰爭

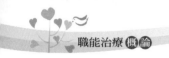

精神官能症。

短期目標（short-term goal, STG）：個案從開始治療到達成終極長期目標和終止治療所必需的目標。

側邊忽略（side neglect）：腦部受傷後所產生的知覺損傷，例如：中風；個案可能無法察覺身體的某一側且傾向在所有活動中忽略那一側。

史金納（Skinner, B. F.）：「操作制約之父」；其為心理學的一種類型，強調透過一系列的制約反應來控制行為。

穿襪輔助器（sock aid）：多項可讓個體在不彎腰的情況下輕鬆穿上襪子的器具之一。

痙攣／痙攣型（spasticity/spastic）：肌肉張力（緊繃）不自主地增加，通常是大腦或脊髓損傷所造成，會導致肌肉抗拒被移動，特徵包括：深層肌腱反射增加、抗拒被動延展、彈簧刀現象和抽筋。

形體觸覺（stereognosis）：藉由物體的形體來辨識物體的能力。

壓力承重（stress loading）：在複雜性局部疼痛症候群患者的患肢上逐漸增加壓力和延長壓力使用的時間，以減輕水腫和疼痛。

超我（superego）：心理的一部分，會充當潛意識中本我和自我的家長控制。

淺層熱能因子（superficial heating agent, SHA）：一種加熱因子，如熱敷包，可應用在皮膚且會在組織表層產生作用。

表皮痛覺（superficial pain）：在皮膚表面可以感覺到的痛覺，例如：曬傷、一巴掌打在臉上或針刺。

淺層物理因子儀器（superficial physical agent modality, SPAM）：一

種因子（例如：冰敷包），因治療性目的而應用在皮膚上。

協同肌（synergist）：一條肌肉（或肌肉群）和收縮肌或擷抗肌一起運作以激發一個特定動作。

觸覺（tactile）：和碰觸的感覺有關。

時間適應評估（Temporal Adaptation Assessment）：一個人如何使用一天時間的評估量表。

肌腱副木（tenodesis splint）：一個動態的（移動的）骨科儀器或副木，可允許使用者在受限的手部肌肉控制下拾起或放下物體，通常運用在四肢麻痺患者身上。

治療性超音波（therapeutic ultrasound）：一種透過塗抹器將聲波傳導至皮膚和軟組織的電子儀器，可加熱局部區域以放鬆受傷的組織或消除水腫。

溫度感覺（thermal sensations）：熱和冷。

第三保險給付機構（third party payer）：個人或機構支付個案部分或全部的醫療費用。這些機構包括：藍十字／藍盾保險公司（Blue Cross/Blue Shield）和美國政府醫療保險。

轉位板（transfer board）：被磨光、磨亮、上漆且有斜面邊緣的平滑板子，可讓個案不用起身、坐在板子上，然後用推或滑行的方式移到板子的另一端，有時也被稱為滑行板。其功用就像一座橋，可協助個案安全地從一處移位到另一處。

經皮神經電刺激（transcutaneous electric nerve stimulation, **TENS**）：一種不會成癮且非侵入性的疼痛控制方法。將電極貼在皮膚上，以易彎曲的電線連接至電療器上，透過電極傳送電子脈衝到神經末端，電

子脈衝可阻斷傳送至大腦的痛覺訊號。

腦部創傷（traumatic brain injury, **TBI**）：大腦因外在物理力量所造成的傷害，可造成意識的削弱或意識狀態改變，引起認知能力或生理功能的受損，且造成混亂的行為或影響情緒功能。

治療計畫（treatment plan）：由治療師協同個案一起建構的計畫，指出治療過程將如何進行、提出介入的種類，以及短期與長期目標。

環鋸術（trephining）：移除一塊圓形的骨頭，通常是頭顱的骨頭。藉由在頭顱骨挖洞以釋放邪惡靈魂，用以減輕精神疾患的古老方式。

兩點區辨能力（two-point discrimination）：能在不同間距偵測出施加在皮膚上兩個不同點的能力。

超音波（ultrasound）：參見治療性超音波（therapeutic ultrasound）。

血管型失智症（vascular dementia）：在老年人中引起記憶力喪失或失智的常見原因，是因為供給大腦氧氣的小動脈阻塞，導致非常小的中風，引起漸進性的大腦損傷。

前庭系統（vestibular/vesibular system）：和在中耳與腦中的前庭系統有關，可感覺頭部的動作。前庭系統失調可造成昏眩、肌肉張力的姿勢監管不善，以及無法偵測頭部快速移動的動作。

康適（wellness）：疾病的相反詞，主動維持健康和避免疾病。

職業災害補償保險（workers' compensation insurance）：保險給付給因為工作相關的傷害而暫時無法工作的人，保險持續給付至個體恢復且重返職場為止。

索引

（條目後係原文書頁碼，檢索時請查正文側邊頁碼）

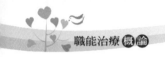

職能治療概論

B

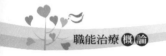

D

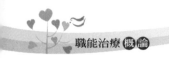

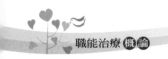

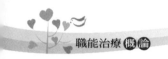

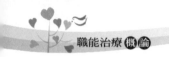

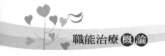

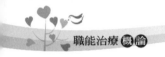

O

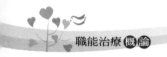

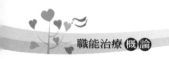

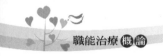

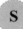

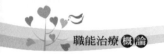

職能治療概論

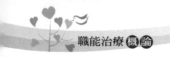